터치

터치

권선영 지음

메이크업으로 당신의 마음을 터치하다

touch

오픈하우스

프롤로그

요며칠 제대로 잠을 이루지 못했다. 약속한 시간을 지키는 것이 가장 기본인 직업을 가진 덕분에 잠에 관해서는 내가 원하는 대로 조절이 가능하다고 믿고 있었는데 이렇게 밤새 뒤척이게 될 줄이야! 메이크업은 내가 늘 하던 일이고 그걸 정리해서 책을 내는데도 계속 조바심이 생기고 걱정이 앞섰다. 책을 내기에는 아직 부족한 게 아닐까? 지금이라도 출판사에 전화를 걸어서 미루자고 해볼까? 별의별 생각이 다 들었다.

내 이름이 적힌 책이 나온다는 사실이 아직도 믿기지 않는다. 열심히 일만 하는 게 인생의 전부이고 큰 재미였던 그동안 메이크업북을 내보자는 권유는 여러 번 받았지만 선뜻 출간을 결심하지는 못했다. 주어진 일만 하기에도 시간은 늘 빠듯했고 무엇보다 독자들에게 정말 도움이 되는 책을 만들 수 있을까에 대한 고민이 많았기 때문이다. 그러던 차에 출판사와 인연이 닿게 되었고, 이제 막 메이크업을 시작하려는 여성들을 위한 메이크업북을 만들어보자는 제안을 받았다. 화려한 테크닉을 자랑하기보다는 일상에서 매일 활용할 수 있는 자연스러운 메이크업을 중점적으로 다루었으면 좋겠다는 말을 듣고 메이크업에 대해서만큼은 나와 같은 생각을 하고 있다는 걸 느꼈다. 몇 번의 만남 끝에 나는 책을 내기로 결심을 굳혔고 부끄럽지 않은 책을 만들기 위해 오랫동안 준비하고 많은 애정을 쏟아부었다.

창문을 활짝 열고 한산한 도로 위를 여유롭게 운전하는 것, 내가 좋아하는 여름 풍경의 한 조각이다. 하지만 대부분의 여성들은 여름을 싫어한다. 땀으로 번들거리는 얼굴 하나만으로도 여름을 싫어할 이유는 충분하다. 그래서 나는 매년 여름이 올 때마다 고민한다. 좀 더 강력한 워터프루프 제품에는 뭐가 있는지, 뜨거운 자외선 아래에서도 잘 버틸 수 있는 메이크업은 어떻게 해야 하는지. 똑같은 고민은 계속되지만 올해는 작년보다 한 단계 더 올라서야 할 것이다. 시시각각 변하는 세상의 모습에 따라 메이크업 역시 다양한 모습으로 변화에 대처해야 한다. 수많은 메이크업 아티스트들이 새로운 메이크업을 만들어 내기 위해 항상 고민하고 연구하는 이유다.

나를 찾아오는 대부분의 사람들이 자기는 메이크업에 관심 없다고 말하지만 막상 메이크업이 끝난 뒤 달라진 자기 모습을 보고는 한참 동안 거울 앞을 떠나지 못한다. 거울 속 자신의 모습을 바라보는 그녀들의 눈빛 속에는 감동과 환희가 어려 있다. 출간 제의를 받았을 때 나는 속으로 이런 느낌들을 공유할 수 있으면 좋겠다는 생각을 했다. 스스로도 모르고 있었던 새로운 모습을 발견하는 즐거움. 이 책을 통해 독자들이 그런 즐거움을 알게 된다면 더 바랄 것이 없겠다.

좋은 사진을 얻기 위해 나보다 더 열정적인 마음으로 셔터를 눌러주신 포토그래퍼 KT KIM 선생님께 감사드린다. 부족한 글을 마다않고 출간을 결정해주시고 오랜 시간 정성껏 편집해주신 오픈하우스와 담당편집자 이민정 님에게 특별히 깊은 감사를 드린다.
메이크업 아티스트로 살아오면서 내가 배우고 익힌 것들을 조금이나마 더 전해드리고자 많은 노력을 기울였다. 나의 마음이 독자분들에게 조금이나마 전달되기를 바란다. 원고를 쓰고 자료를 정리하는 틈틈이 이제껏 걸어온 인생을 뒤돌아보는 시간을 가질 수 있어 행복했다. 내 인생의 2막은 지금부터 시작이다.

차 례

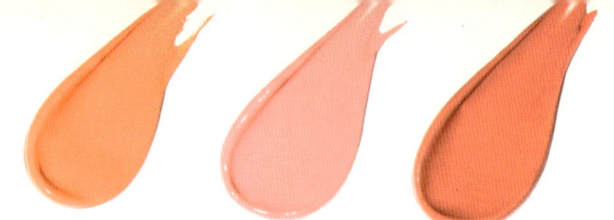

프롤로그

Chapter 1
초보자도 쉽게 따라 할 수 있는 메이크업

012 알아두면 훨씬 편한 메이크업 용어
014 리얼 메이크업을 위해 갖추어야 할 필수 화장품

018 아기피부처럼 보들보들한 피부 만들기
　　　023 내 얼굴에서 메이크업존 찾기
　　　024 파운데이션 없는 세상은 상상하기도 싫다

026 반짝반짝 빛나는 빛광 메이크업
　　　029 얼굴형에 따라 블러셔하는 방법

034 상처 없이 매끈하고 고운 피부로 변신하기
　　　039 컨실러, 때론 감추는 것도 필요하다

040 커피잔만 한 얼굴로 만드는 스몰페이스 메이크업

044 부담스럽지 않은 내추럴 세미스모키 아이메이크업
　　　049 아이라이너, 변신을 꿈꾸는 여자의 필수품
　　　050 쌍꺼풀 없는 눈이 더 매력적이다

052 서로 부러워하는 강아지과 vs 고양이과
　　　057 나에게 잘 맞는 마스카라 고르기
　　　058 인조 속눈썹 붙이기, 어렵지 않아요

062 너희가 브이라인의 비애를 아느냐?
　　　065 동안을 원한다면 하이라이터를 켜라

068 나도 어른인데 맨날 애 취급이야!
　　　073 눈썹 정리하기
　　　074 눈썹 자연스럽게 그리기
　　　075 얼굴 특징에 따라 어울리는 눈썹 모양
　　　076 립스틱 발색력 높이기

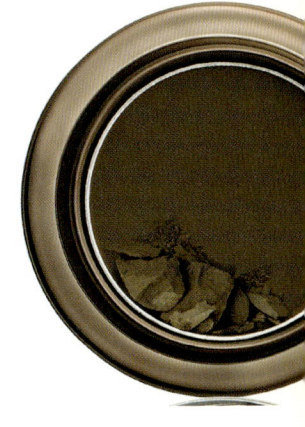

078 제품 몇 개로 끝내는 스피드 메이크업

079 파우더, 핑크 립스틱, 블랙 섀도만으로도 메이크업은 가능하다

080 잊지 말자, 데일리 파우치

081 여행을 계획 중이라면 화장품 샘플을 미리 구해놓자

082 메이크업 아티스트 권선영이 직접 써보고 추천하는 메이크업 제품 BEST 15

Chapter 2
TPO 메이크업&이미지 메이킹

090 조금 더 완벽한 메이크업을 위해 꼭 해야 할 것

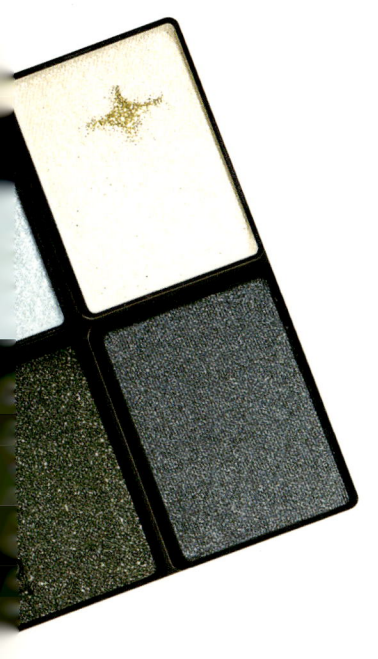

094 한눈에 반하게 만드는 소개팅 메이크업

100 첫인상 좋아 보이는 면접 메이크업

106 어른들께 점수 따기 좋은 단아 메이크업

112 클럽 고수들도 탐내는 클럽 메이크업

120 물 앞에서 당당한 방수 메이크업

126 결혼식장에서 두 번째로 빛나는 하객 메이크업

132 제대로 변신하는 파티 메이크업

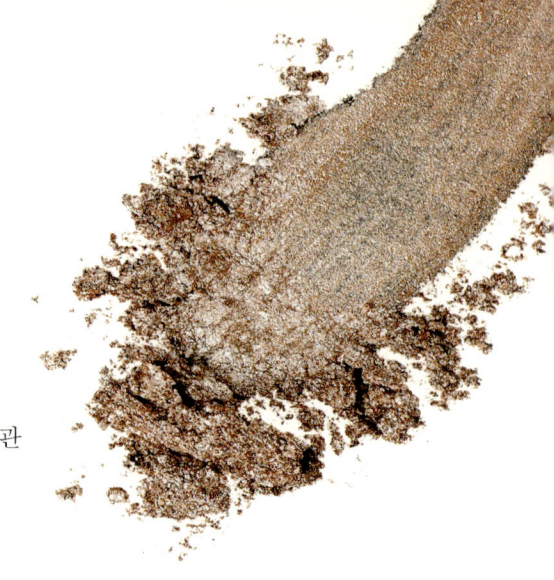

Chapter 3
내 피부 이해하기

144 DO&DO NOT _ 더 아름다운 내가 되기 위한 생활습관
150 피부 타입은 언제든지 바뀔 수 있다
152 기초제품은 이 정도로 충분하다
154 수분크림, 아무리 강조해도 지나치지 않는다
156 수분크림, 이렇게도 사용할 수 있다
158 계절마다 달라져야 하는 피부관리법
160 내 피부에 맞는 클렌징 제품 고르기
162 스마트한 화장품 관리법
164 우리가 피부관리에 대해 오해하고 있는 몇 가지

포시즌 컬러 포인트 메이크업

168 봄_민트, 싱그러움을 데려오다
170 여름_블루, 산호빛 바다를 꿈꾸다
172 가을_골드브라운, 시크함의 절정을 보여주다
174 겨울_그레이, 차가운 바람에 맞서다

Chapter 4
아나운서 전담 메이크업 아티스트

180 아나운서 메이크업은 메이크업의 클래식이다
184 누구에게나 잘 어울리는 아나운서 메이크업
190 내 인생의 터닝포인트
192 어느새 인생의 동반자가 된 예쁜 내 동생
194 재능기부로 얻게 되는 커다란 즐거움
198 나, 메이크업 아티스트
202 SNS Q&A BEST 15

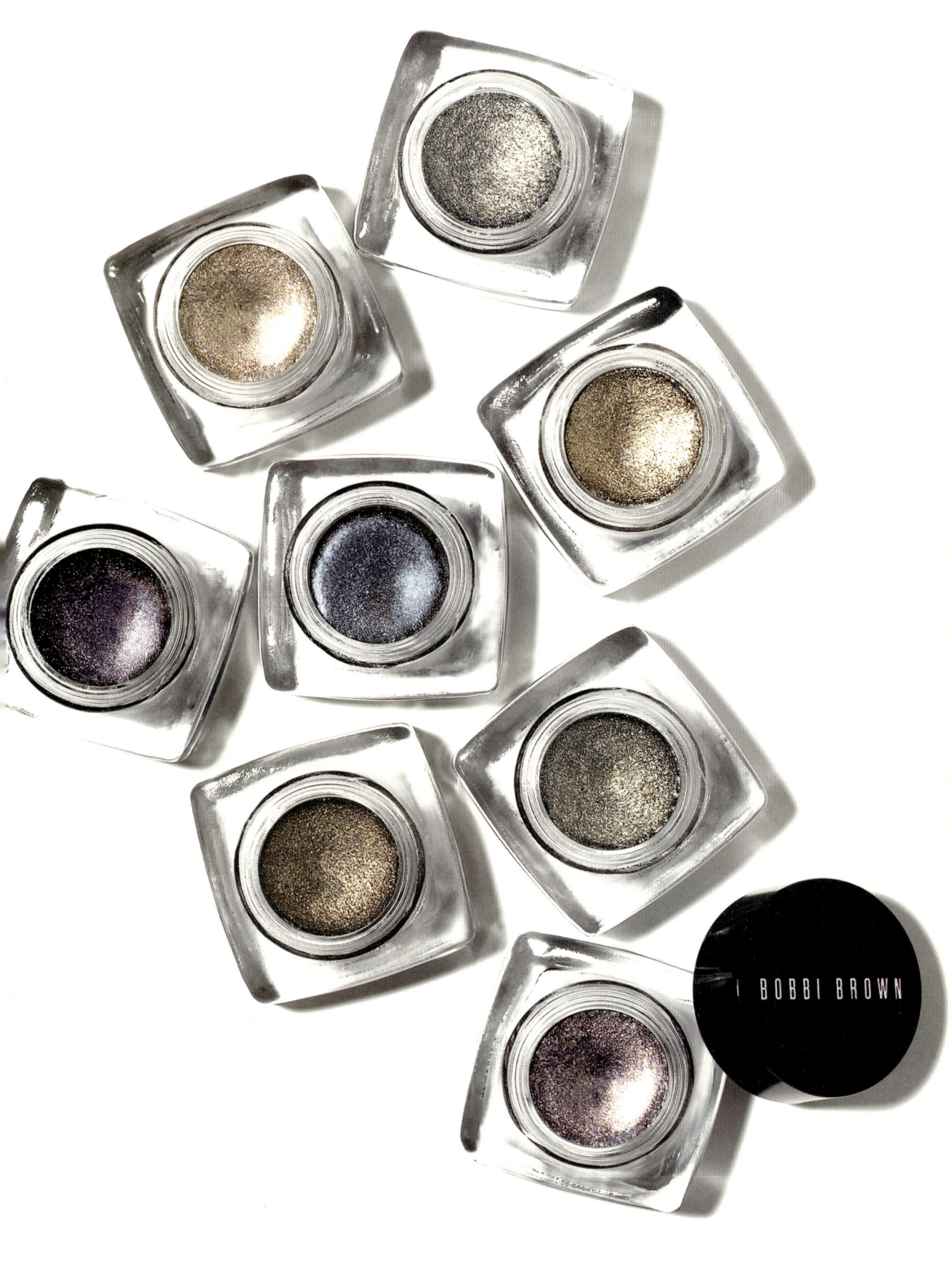

Chapter 1.

초 보 자 도 쉽 게
따 라 할 수 있는 메이크업

1장에서는 이제 막 메이크업을 시작한 사람들을 위해 초보자들도 쉽게 따라 할 수 있는 메이크업을 담았다. 여러 번 반복해서 연습하다 보면 내 얼굴에서 감추어야 할 부분과 부각시켜야 할 부분에 대해 알게 될 것이다. 애정을 가지고 찬찬히 내 얼굴을 들여다보는 것, 여기서부터 메이크업은 시작한다.

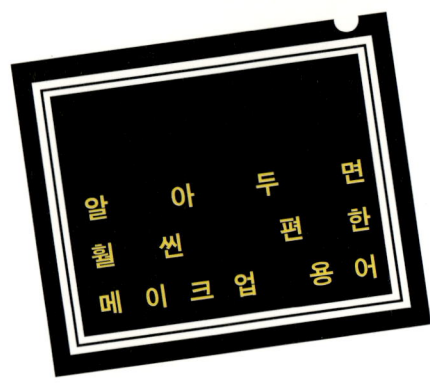

알아두면 훨씬 편한 메이크업 용어

텍스처 texture
만졌을 때의 질감. '묽다' '단단하다' 등으로 표현된다.

셰이딩 shading
이마, 턱, 광대 등 얼굴 바깥쪽을 한 톤 어둡게 표현해 얼굴이 작아 보이도록 하는 것을 말한다.

그라데이션 gradation
비슷한 컬러에 농담을 주어 경계가 생기지 않도록 단계적으로 바르는 것을 뜻한다.

블렌딩 blending
제품들을 섞어서 바르는 것을 말한다.

쉬머 shimmer
약간의 펄이 첨가되어 은은하게 반짝인다.

스파클링 sparkling
펄감이 많으며 반짝이는 느낌이 강하다.

매트 matt
광택이나 윤기가 없는 상태를 의미한다.

리퀴드 liquid
텍스처가 묽은 상태를 말한다.

워터프루프 waterproof
방수 기능이 있음을 뜻하며 물이나 땀에 잘 번지지 않는다.

오일프리 oil free
유분이 거의 없는 상태.
지성피부라면 오일프리 제품을 사용하는 것이 좋다.

SPF Sun Protection Factor
자외선을 차단해주는 시간. SPF1=15분

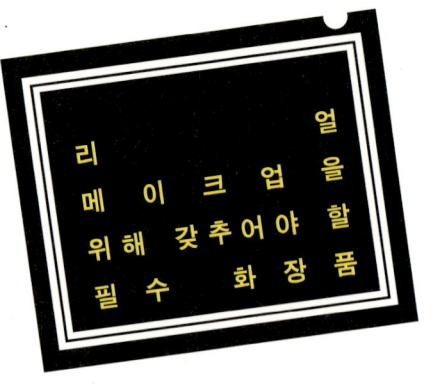

리메이크업을 위해 갖추어야 할 필수 화장품

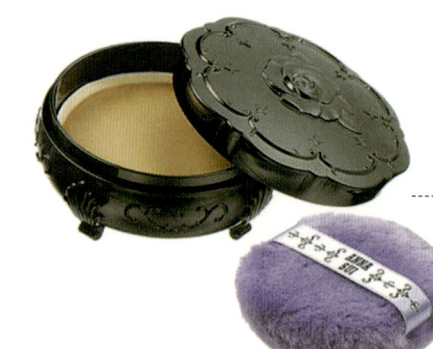

파우더
피부톤과 가장 비슷한 컬러를 선택한다.

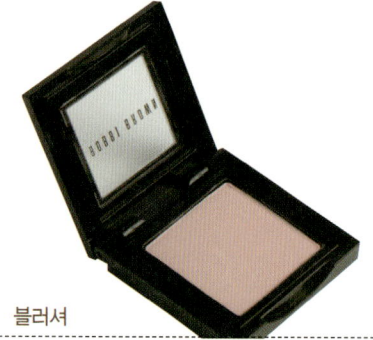

블러셔
얼굴에 생기를 불어넣어 어려 보이게 한다.
살굿빛, 핑크빛을 섞어 바르면 더욱 자연스럽다.

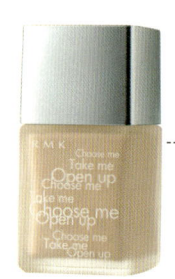

리퀴드파운데이션
비비크림은 바르고 시간이 지나면
얼굴빛이 약간 탁해질 수 있으므로 되도록이면
파운데이션을 쓰는 것이 좋다.

다크브라운 아이브로펜슬
다크브라운은 한국 사람의 눈썹에
가장 잘 어울리는 컬러다.

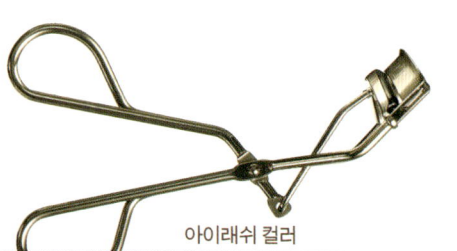

아이래쉬 컬러
일명 뷰러. 속눈썹을 집어 올리는 데 사용한다.
꼭 마스카라를 바르지 않더라도 뷰러를 해주면
눈매가 또렷해진다.

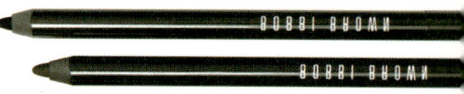

펜슬아이라이너
펜슬 타입이 번져도 덜 지저분해 보이고, 수정하기가 편하다.
붓타입이나 젤타입 아이라이너는 숙련되면 쓰도록 한다.
언더는 브라운으로 위 라인은 블랙으로 그리는 것이
번졌을 때 덜 지저분하다.

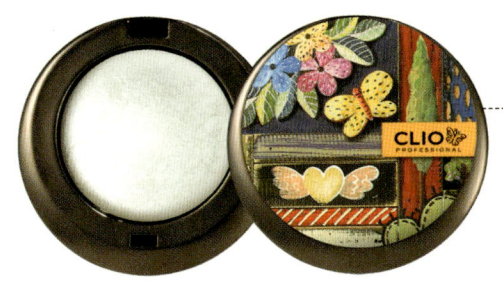

하이라이터
하이라이터를 생략하는 사람이 많은데
앞광대 위쪽에 꼭 발라주도록 한다.
얼굴을 화사하고 입체적으로 보이게 한다.

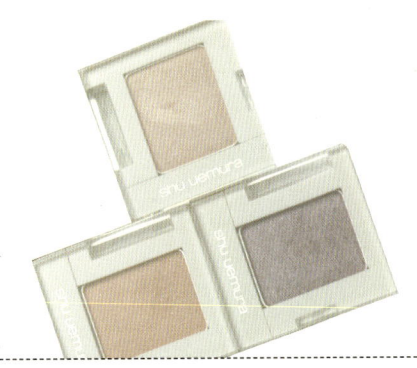

아이섀도
컬러감과 펄이 거의 없는 연베이지, 연피치 등을
베이스 섀도로 사용하고 포인트 컬러는 취향대로 고른다.

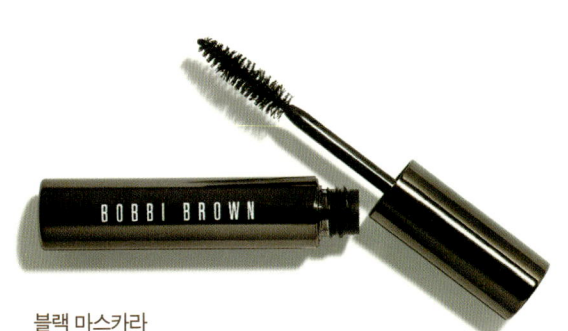

블랙 마스카라
솔 모양에 따라 기능이 달라진다.
눈 모양과 속눈썹의 길이, 숱 등을
고려하여 선택한다.

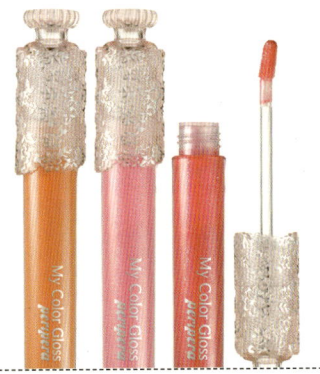

립글로즈
입술이 건조한 편이라면 립스틱과
비슷한 컬러의 립글로즈를 사용한다.

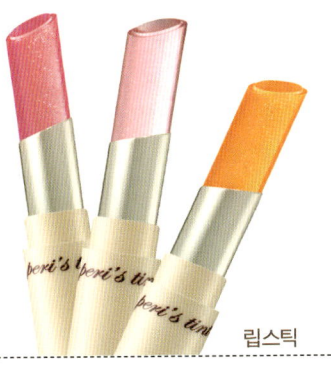

립스틱
핑크&오렌지 컬러의 립스틱은
기본 중에 기본이다.

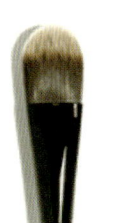 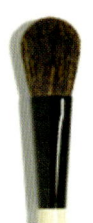 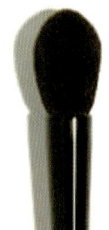 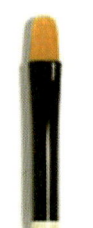 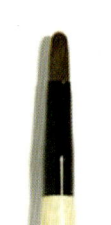 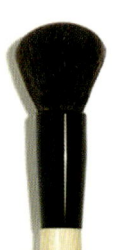

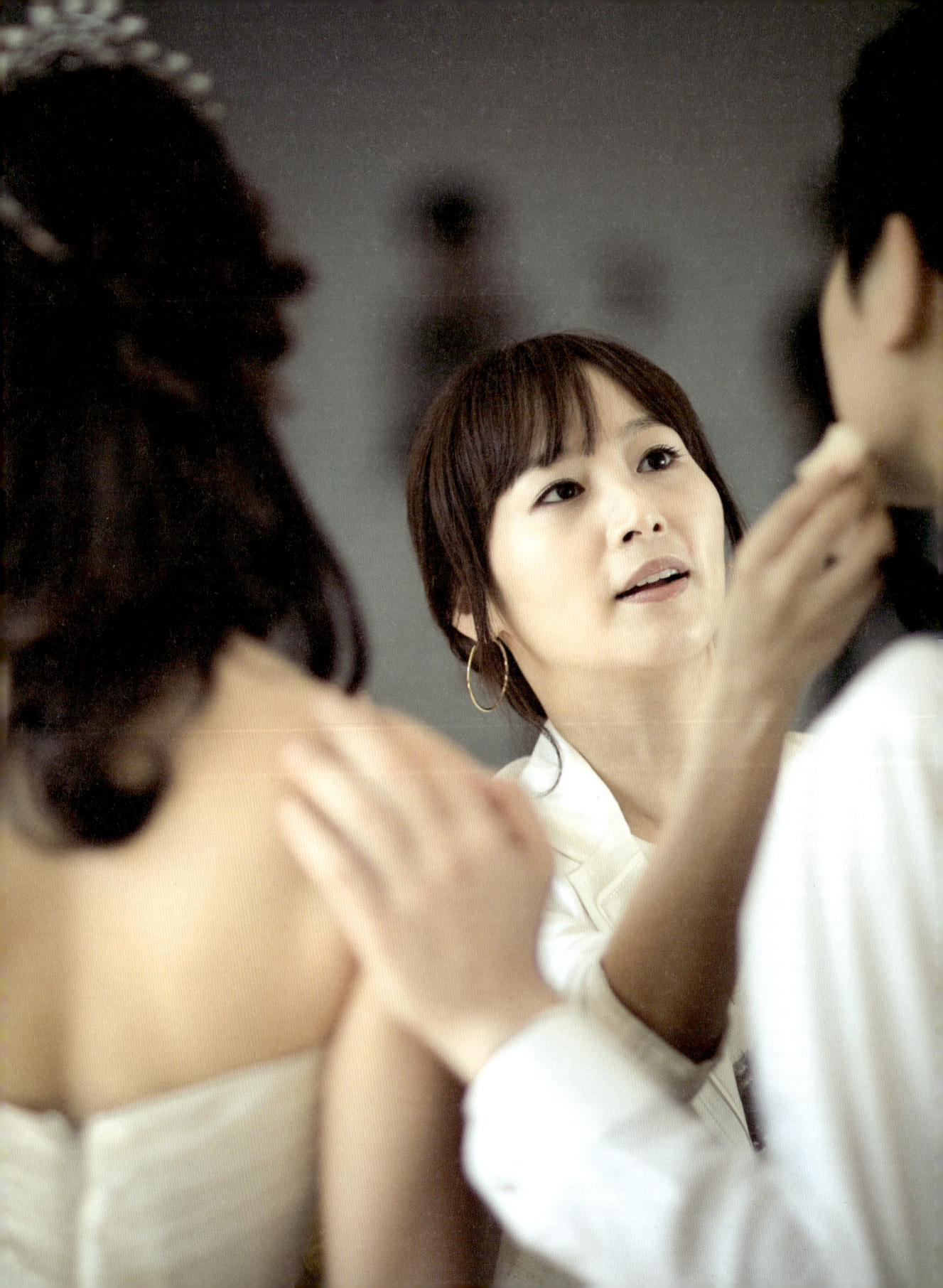

나는 파리를 좋아한다. 한 세기 동안 문화예술의 수도였던 이곳엔 자유로운 영혼을 가진 파리지앵의 에너지로 가득하다. 또 그 기운을 느껴보려는 외국 관광객들로 넘쳐난다. 비라도 내리면 나도 모를 산뜻한 우연이 스쳐갈 것 같은 파리는 에펠탑이 있어서 특별히 더 좋다. 에펠탑이 처음 세워질 때 파리의 많은 지식인들은 흉물스러운 철골 구조물이 '프랑스인의 아름다운 취향을 공격'한다고 반대했다고 한다. 무엇인가 맨 처음 실행하는 것은 쉬운 일이 아니다. 메이크업도 마찬가지다. 새로운 컬러, 새로운 형태의 제품을 사용하는 것도 마찬가지다.

하지만 겁먹지 말자. 그 순간 새로운 눈은 떠지고, 메이크업은 진화한다.

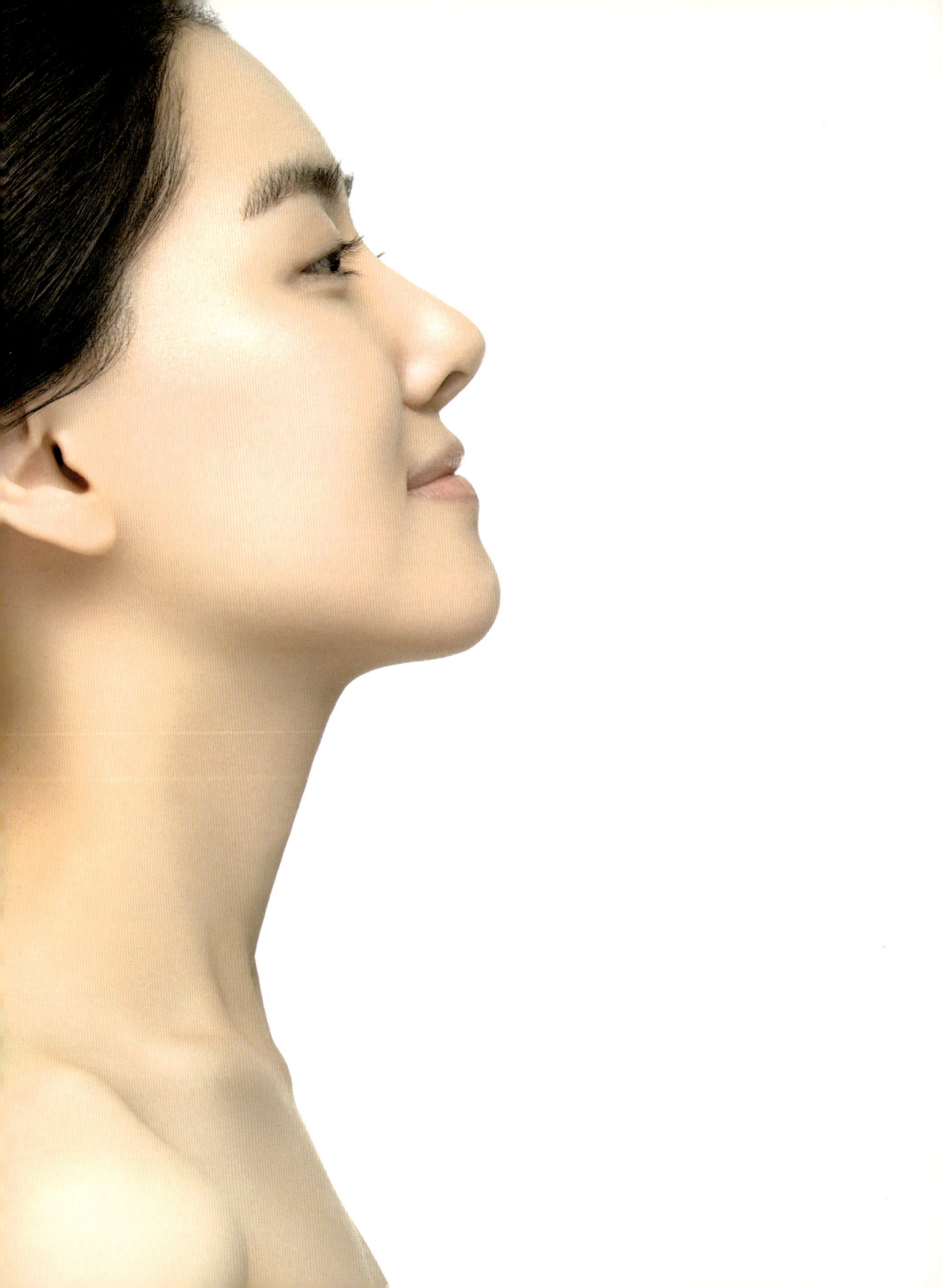

아기 피부처럼 보들보들한 피부 만들기

아기피부처럼 보들보들한 얼굴을 원한다면 먼저 기초제품을 꼼꼼히 발라 수분 공급을 충분히 해줘야 한다. 잠들기 전에 젤타입의 수분크림을 도톰하게 바르거나 수분마스크팩으로 수분을 보충해주면 다음날 아침 부드럽고 촉촉한 얼굴로 변해 있을 것이다. 그 다음으로 중요한 것은 파운데이션의 선택이다. 파운데이션만 잘 골라도 그 메이크업은 80퍼센트 이상 성공한 것이다. 내 피부에 가장 잘 맞는 파운데이션을 가지고 있다면 적어도 피부 메이크업만큼은 걱정할 필요가 없다.

파운데이션 컬러를 선택하는 것도 쉬운 일은 아니다. 사계절 내내 같은 컬러의 파운데이션을 사용하는 것보다는 계절, 날씨, 컨디션에 따라 다른 컬러의 파운데이션을 써보기를 권한다. 봄과 여름에는 화사한 컬러의 옷을 많이 입으니까 자기 피부톤에 가까운 컬러를, 가을과 겨울에는 어두운 컬러의 옷을 많이 입으니까 자기 피부보다 한두 톤 밝은 컬러를 써보자.

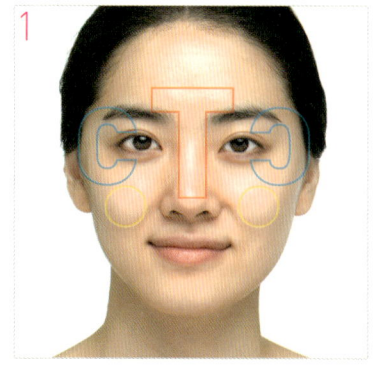

1 메이크업을 시작하기 전에 먼저 티존, 씨존, 애플존에만 스타터를 발라 은은한 광택감을 준다.

tip. 피부색과 똑같은 파운데이션은 없다. 밝은 톤과 어두운 톤의 파운데이션을 섞으면 좀 더 자연스러운 컬러의 파운데이션이 완성된다.

2 두 가지 컬러의 파운데이션을 손등에 덜고 파운데이션브러시를 이용해 물감을 섞듯이 잘 섞어준다.

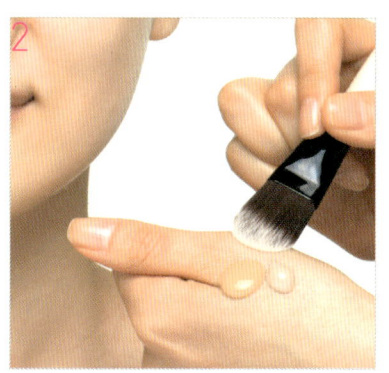

tip. 파운데이션은 얼굴의 넓은 부분부터 좁은 부분의 순서로 바른다.
뺨-이마-눈썹-눈-콧대-콧방울-인중-입술-턱선-헤어라인

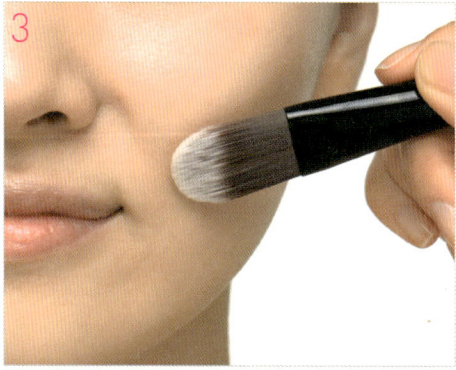

3 고르게 섞인 파운데이션을 눈가와 팔자주름 등 가리고 싶은 부분이나 움푹 꺼져 있는 부분부터 먼저 바른다.

4 브러시에 묻어 있는 여분으로 이마, 볼 등 나머지 부분을 바른다.

tip. 눈썹 부분을 빠트리는 경우가 있는데 유분이 제일 많은 부분이므로 파운데이션을 꼭 바르도록 한다.

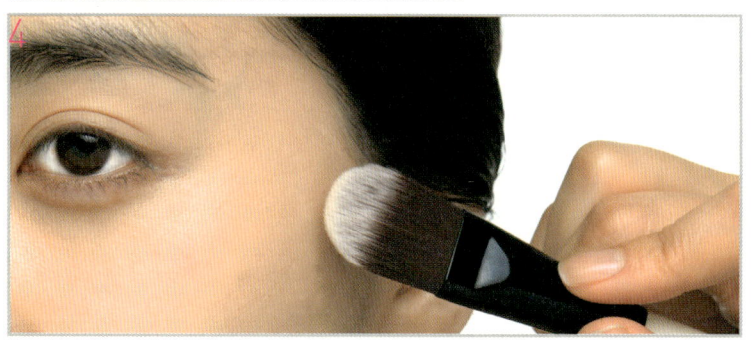

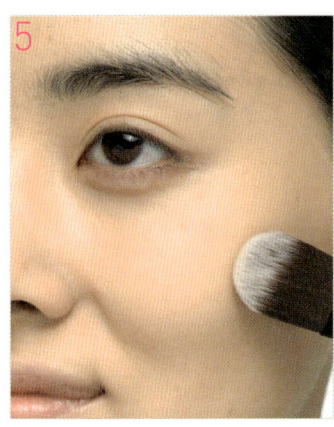

5 그 상태에서 거울을 보고 미처 다 감춰지지 않은 홍조나 잡티가 보이면 해당 부위에만 한 번 더 덧바른다.

6 파우더퍼프에 파우더를 묻히고 반으로 접어 고르게 묻히도록 비벼준 뒤 얼굴에 톡톡 두드리듯 바른다.

tip. 피부가 건조한 편이라면 파운데이션을 바른 뒤 파우더를 생략하는 것이 좋다. 아무리 촉촉한 파운데이션을 발라도 파우더를 바르면 피부가 빨리 건조해지기 때문이다. 파운데이션의 끈적함이 신경쓰인다면 오일페이퍼로 살짝 눌러 유분기만 걷어낸다.

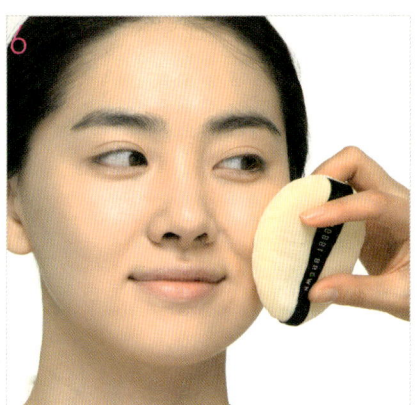

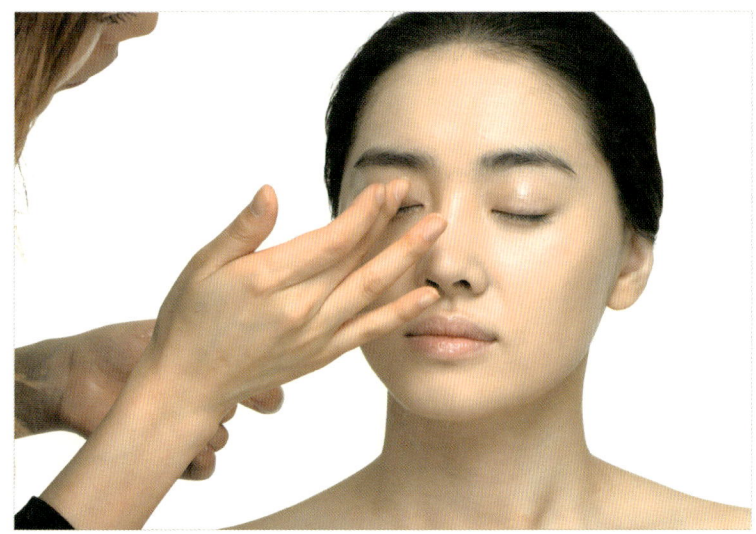

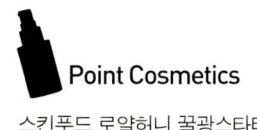

Point Cosmetics

스킨푸드 로얄허니 꿀광스타터

얼굴에 홍조가 있다거나 여드름이 있어서 가리고 싶은 부위에만 파운데이션을 더 많이 바르고 그 외 부분은 브러시에 남은 여분으로만 발라서 경계가 생기지 않게 하는 것이 피부 메이크업을 얇게 만드는 가장 좋은 방법이다.

피부가 안 좋은 사람에게도 피부가 좋은 부분이 어느 한 군데는 분명 존재한다. 대부분 이마나 뺨 쪽은 피부가 좋고, 홍조가 있는 볼 앞쪽 부분에 트러블이 많이 생긴다. 커버하고 싶은 얼굴 부위를 꼭 컨실러로 커버해야 하는 건 아니다. 리퀴드파운데이션을 소량씩 여러 번 덧바르면 컨실러의 효과를 낼 수 있고 얇고 산뜻한 피부 표현도 가능하다.

자연스러운 피부 메이크업을 원한다면 라텍스나 손이 아닌 브러시를 사용하는 게 좋다. 뭉치거나 얼룩 없이 얇고 고른 피부톤을 연출할 수 있다. 하지만 메이크업 초보자들에게는 브러시 사용이 그리 쉽지만은 않다. 손과 브러시가 한 조가 되어 원하는 곳에 원하는 양만큼 바를 수 있을 때까지 반복적인 연습이 필요하다. 그래도 브러시 사용이 어렵다면 물 먹인 라텍스, 일명 수분라텍스를 사용해보자. 굉장히 부드러워 얇게 펴 바르기에도 편하고 파운데이션의 밀착력을 높여주므로 초보자들도 쉽게 사용할 수 있다.

피부 메이크업이 두꺼워지는 이유는 얼굴 전체에 똑같은 양의 파운데이션을 바르려는 습관 때문이다.

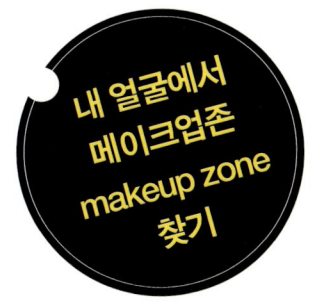

내 얼굴에서
메이크업존
makeup zone
찾기

티존Tzone 이마에서 콧등으로 이어지는 'T'자형 구역. 여기에 하이라이터를 바르면 얼굴에 입체감을 줄 수 있다.

애플존Applezone 웃었을 때 볼록 튀어나오는 앞광대쪽 구역. 여기에 블러셔를 바르면 얼굴이 작아 보이는 효과가 있다.

씨존Czone 눈썹뼈에서 광대뼈 안쪽까지 이어지는 'C'자형 구역. 여기에 하이라이터를 바르면 잔주름이 커버되고 얼굴이 갸름해 보이는 효과가 있다.

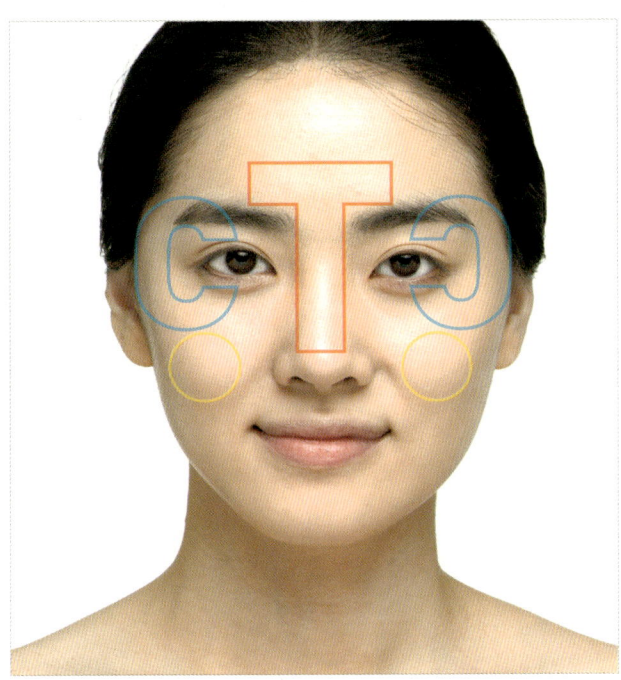

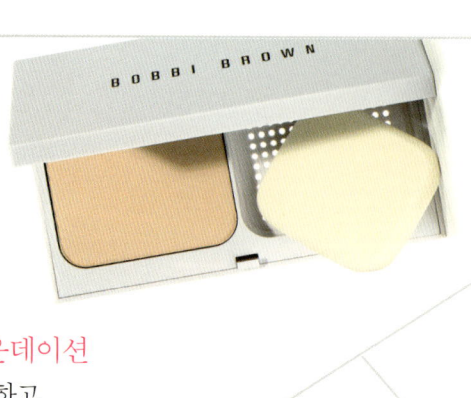

크림파운데이션
보습력과 커버력이 좋지만
파운데이션을 바를 때
밀릴 수 있으며 유분이
비교적 많이 생긴다.

콤팩트파운데이션
휴대가 편리하고
피부밀착력이 좋지만
커버력이 약하다.

리퀴드파운데이션
텍스처가 묽어 가볍게 발리고
흡수가 잘 되며 커버력도
좋은 편이다.

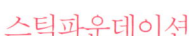

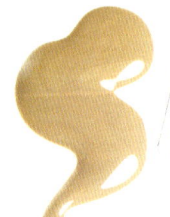

스틱파운데이션
커버력이 좋고
휴대하기도 편리하지만
매트한 편이며 얼굴에
경계가 생길 수 있다.

무스파운데이션
리퀴드타입보다 가벼운 텍스처로
피부에 밀착되어 얇게 발리고
지속력도 좋은 편이지만 커버력은
조금 약하다.

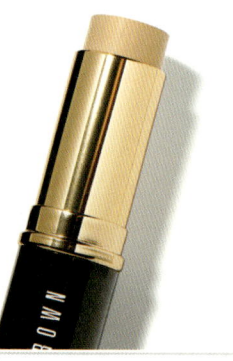

파운데이션 없는 세상은
상상하기도 싫다!

거울을 들어 얼굴을 찬찬히 살펴보자. 점, 주근깨, 여드름 자국, 눈가 주름, 불분명해지는 입술 경계선. 이런 것들이 없다면 당신은 분명 축복 받은 피부의 소유자! 하지만 이런 퍼펙트한 피부가 과연 존재할까? 이십대로 접어들면서부터 얼굴에는 여러 가지 컬러가 생긴다. 환경적인 요인도 있겠지만, 나이가 들어감에 따라 호르몬의 변화로 색소침착이 일어나기도 한다. 피부 표면이 좋은 사람은 많지만 피부색이 균일한 사람은 찾아보기 힘든 것도 이 때문이다.
이럴 때 필요한 것이 바로 파운데이션! 얼룩덜룩한 피부톤을 보정하고 피부를 좋아 보이게 하는 메이크업 필수품이다. 컬러와 텍스처를 잘 따져 보고 자신의 피부에 잘 맞는 파운데이션을 고르는 것이 중요하다.
 화장품을 사러 가면 보통 손등에 테스터를 많이 하는데, 파운데이션만큼은 과감하게 얼굴에 발라본다. 이미 메이크업이 되어 있는 상태라면 최대한 목과 가까운 턱 쪽에 여러 컬러의 파운데이션을 바른 뒤 목 색깔과 가장 차이가 적은 제품을 선택하는 것이 좋다.

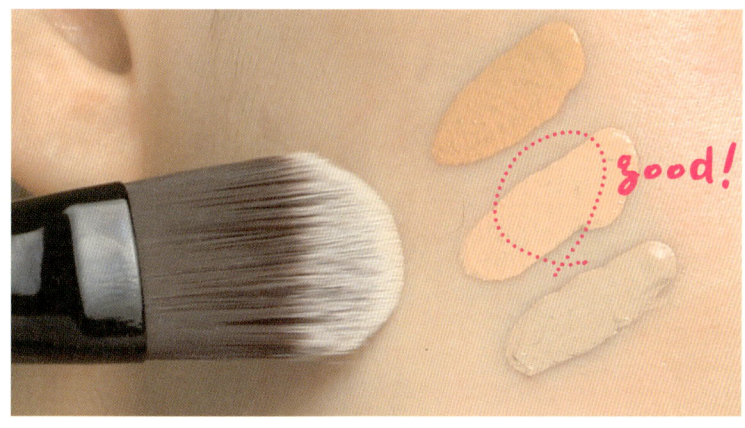

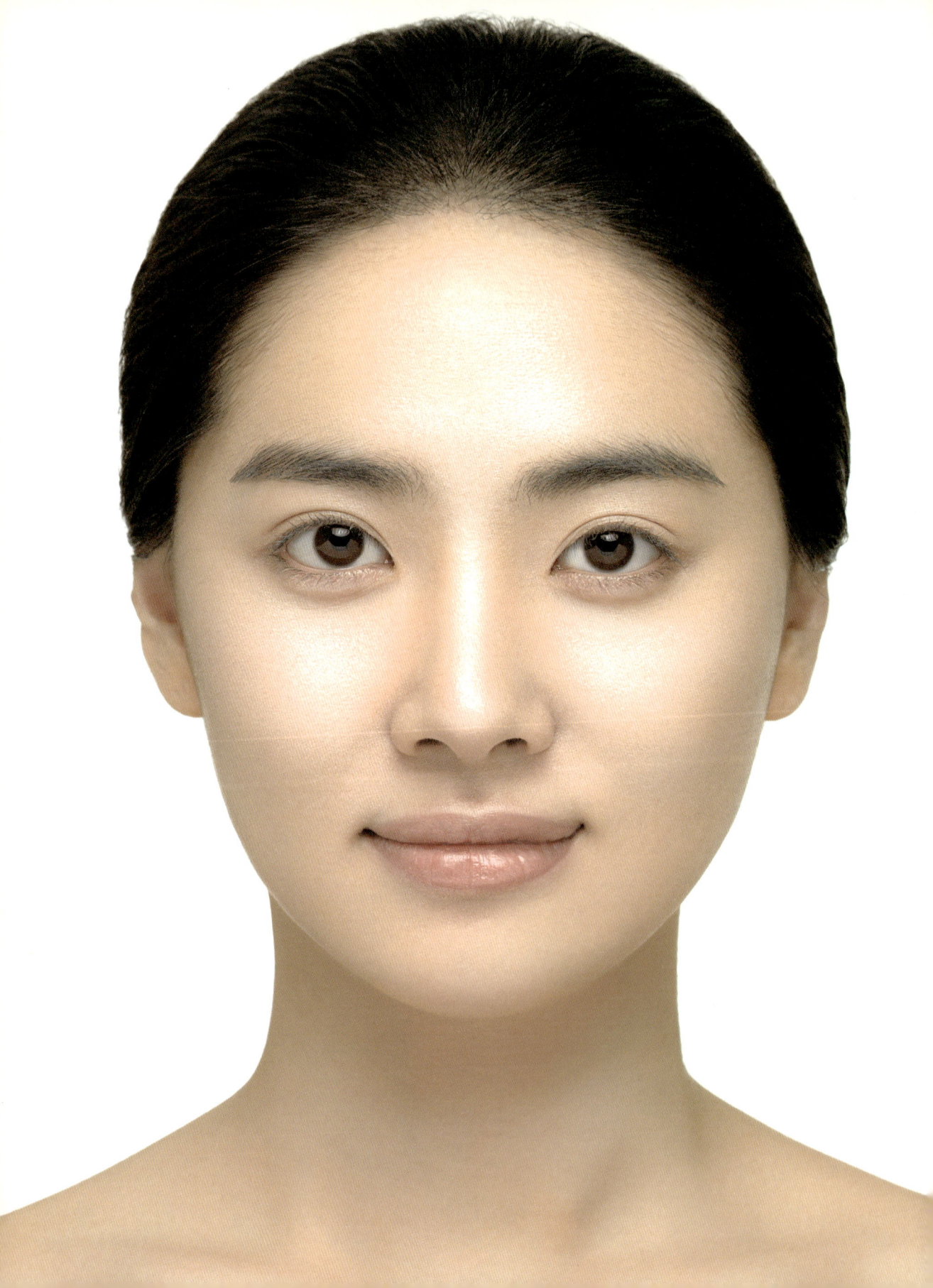

반짝반짝 빛나는
빛광 메이크업

빛광 메이크업은 얇게 베이스 메이크업을 한 뒤 펄이 함유된 하이라이터와 블러셔로 피부의 투명도를 높여주는 메이크업이다. 안 좋은 피부도 좋아 보이고 건조한 피부도 촉촉해 보이며 광채가 나는 듯한, 그야말로 꿈의 메이크업이라고 할 수 있다.

피부가 안 좋은 사람은 그걸 가리기 위해 베이스를 두껍게 바른다. 베이스가 두꺼워지면 나이 들어 보이기 쉽고, 베이스만 두껍게 바른다고 해서 모든 결점이 가려지는 것도 아니다.

푸석한 얼굴로 찾아와 촉촉해 보이도록 메이크업 해달라고 하는 고객들이 종종 있다. 얼굴이 푸석하다는 것은 피부에 수분이 부족하다는 말인데, 그렇다고 촉촉한 메이크업을 하는 것은 잘못된 선택이다. 우리 피부는 수분이 부족하면 유분을 배출하는 습성이 있다. 평소 수분 케어가 되어 있지 않은 사람에게 촉촉한 메이크업을 해주면 얼마 지나지 않아 올라온 유분과 수분이 더해져 얼굴에 대형참사가 일어나게 된다. 그러므로 수분감을 많이 주는 메이크업보다는 펄을 이용해 착시를 일으키는 빛광 메이크업을 해주는 것이 더욱 효과적이다.

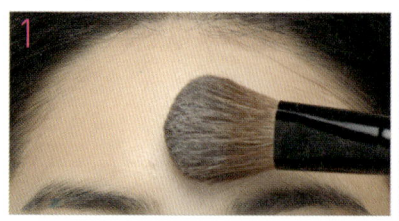
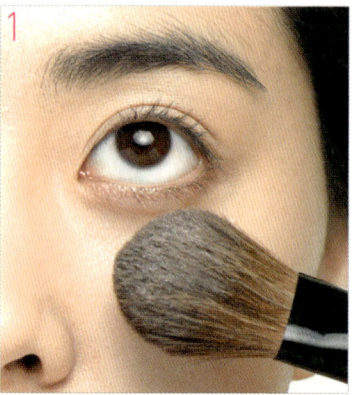

1 자기 피부톤에 가까운 파운데이션을 브러시로 얇게 펴 바르고, 매일 쓰는 팩트 대신 화이트 펄하이라이터를 이마, 콧대, 눈 밑, 애플존에 스치듯 발라준다.

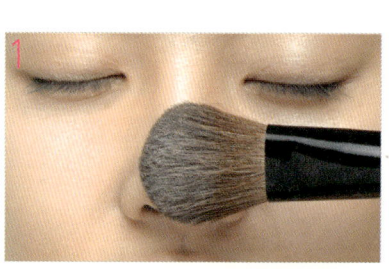

tip. 피부가 건조한 편이라면 크림 블러셔를 선택하고, 파우더는 티존에만 한다.

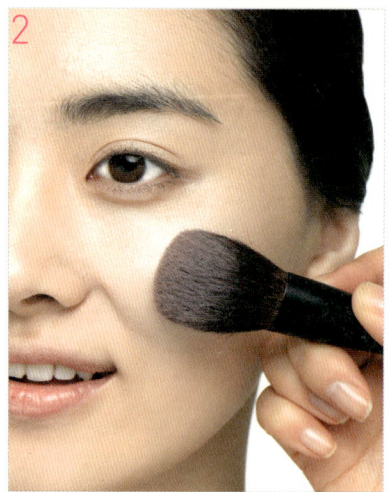

2 광채 나는 피부를 완성했다면 이제 연핑크 펄블러셔를 애플존에 둥글리듯 바르고, 유분이 특히 많이 나오는 티존에만 파우더를 해주면 어느 각도에서도 빛이 나는 빛광 메이크업이 완성된다.

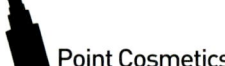

Point Cosmetics

슈에무라 글로우온 M 소프트
코랄 345
클리오 아트 하이라이터 1호 펄화이트

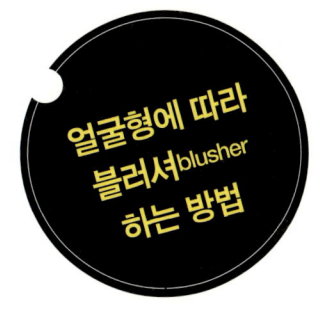

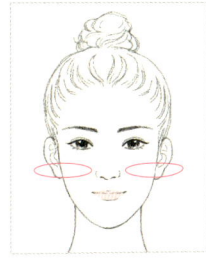

긴 얼굴의 경우 사선으로 블러셔를 바르면 얼굴이 더 길어 보인다. 광대의 가장 높은 부분을 기준으로 삼아 수평으로 바르면 얼굴을 분할시켜 조금 짧아 보이는 효과를 준다.

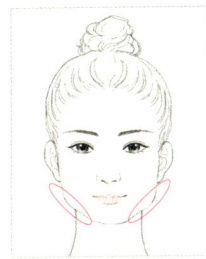

각진 얼굴은 달걀형이나 둥근 얼굴에 비해 인상이 좋아 보이지 않는다. 턱 쪽을 사선으로 블러셔해주면 턱을 깎은 듯한 효과를 볼 수 있다.

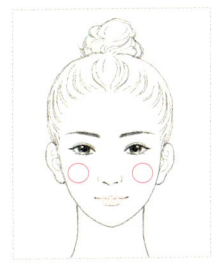

달걀형 얼굴은 얼굴형을 따로 수정할 필요가 없는 축복받은 얼굴형이다. 애플존에만 둥글게 블러셔를 해주면 얼굴이 훨씬 작아 보인다.

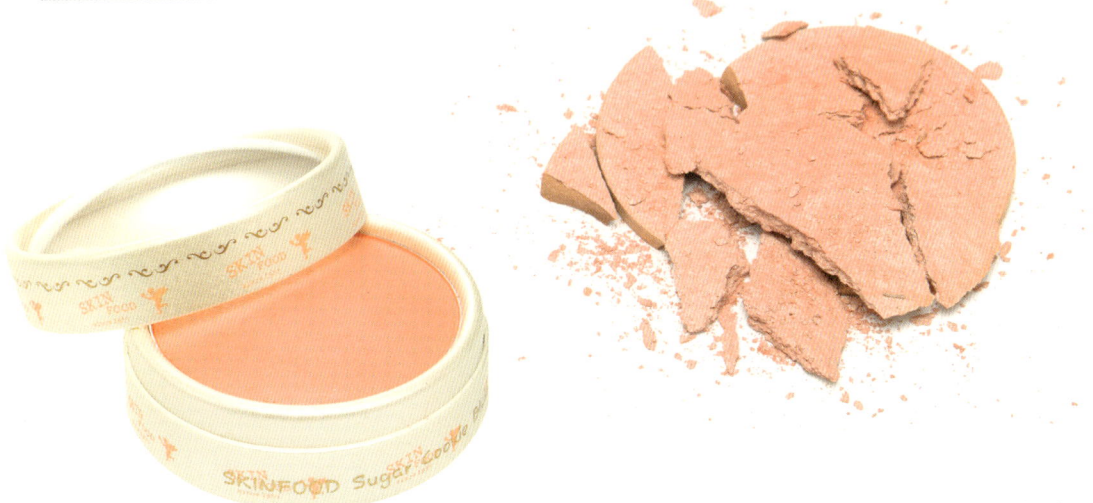

친한 후배 중에 펄을 정말 사랑하는 친구가 있다. 그 친구는 모든 메이크업에 펄파우더와 펄 섀도를 사용하는데, 기분 전환이 필요하다거나 메이크업에 힘을 주고 싶은 날에는 펄베이스에 펄블러서까지 마치 우주인처럼 보이기도 한다. 사실 '펄'이 함유된 제품은 메이크업 초보가 쓰기엔 조금 위험하기도 하다. 어떤 입자의 펄을 쓰는지, 어떤 컬러를 선택하는지 등에 따라서 촌스러움과 블링블링함의 경계를 순식간에 넘나들기 때문이다.

빛광 메이크업은 하이라이터와 블러셔에 펄이 들어간 제품을 얼굴 윤곽에 발라 입체적인 느낌을 주는 메이크업이다. 잠을 못 자서 얼굴이 까칠하다거나 피곤해서 안색이 좋지 않을 때 더욱 필요한 것이 빛광 메이크업이다. 새벽 출근이 잦은 나 역시 빛광 메이크업을 자주 한다. 전날 밤늦게 끝나고 다음날 새벽에 출근해야 할 경우 눈이 제대로 떠지지 않아 거의 실눈만 뜬 채 메이크업을 한다. 그럴 때 나는 리퀴드파운데이션을 후다닥 바르고 티존과 눈 밑에만 펄하이라이터를 슬쩍 발라주는데, 덕분에 세 시간(!) 자고 출근한 얼굴처럼 보이지는 않는다. 입자가 곱고 광택이 나는 펄을 바르면 얼굴에 볼륨감도 생기고 피부도 매끈해 보인다는 것, 우리가 펄을 사랑할 수밖에 없는 이유다.

블러셔와 하이라이터는 베이스 메이크업의 필수 단계는 아니기 때문에 블러셔와 하이라이터의 중요함을 모르는 사람도 많을 것이다. 하지만 다양한 메이크업을 해보고 싶은 사람이라면 블러셔와 하이라이터를 쓰는 것에 익숙해졌으면 좋겠다. 자신이 가지고 있는 메이크업 제품이 하나 더 늘어나면 시도해볼 수 있는 메이크업이 열 가지는 더 늘어난다. 특히 블러셔와 하이라이터는 그날의 메이크업을 마무리하는 아주 중요한 역할을 하기 때문에 여러 브랜드의 제품으로 많은 테스트를 거친 뒤 자기 피부에 잘 밀착되고 어울리는 컬러로 선택하는 것이 좋다.

입자가 곱고 광택이 나는 펄을 바르면 얼굴에 볼륨감도 생기고 피부도 매끈해 보인다.

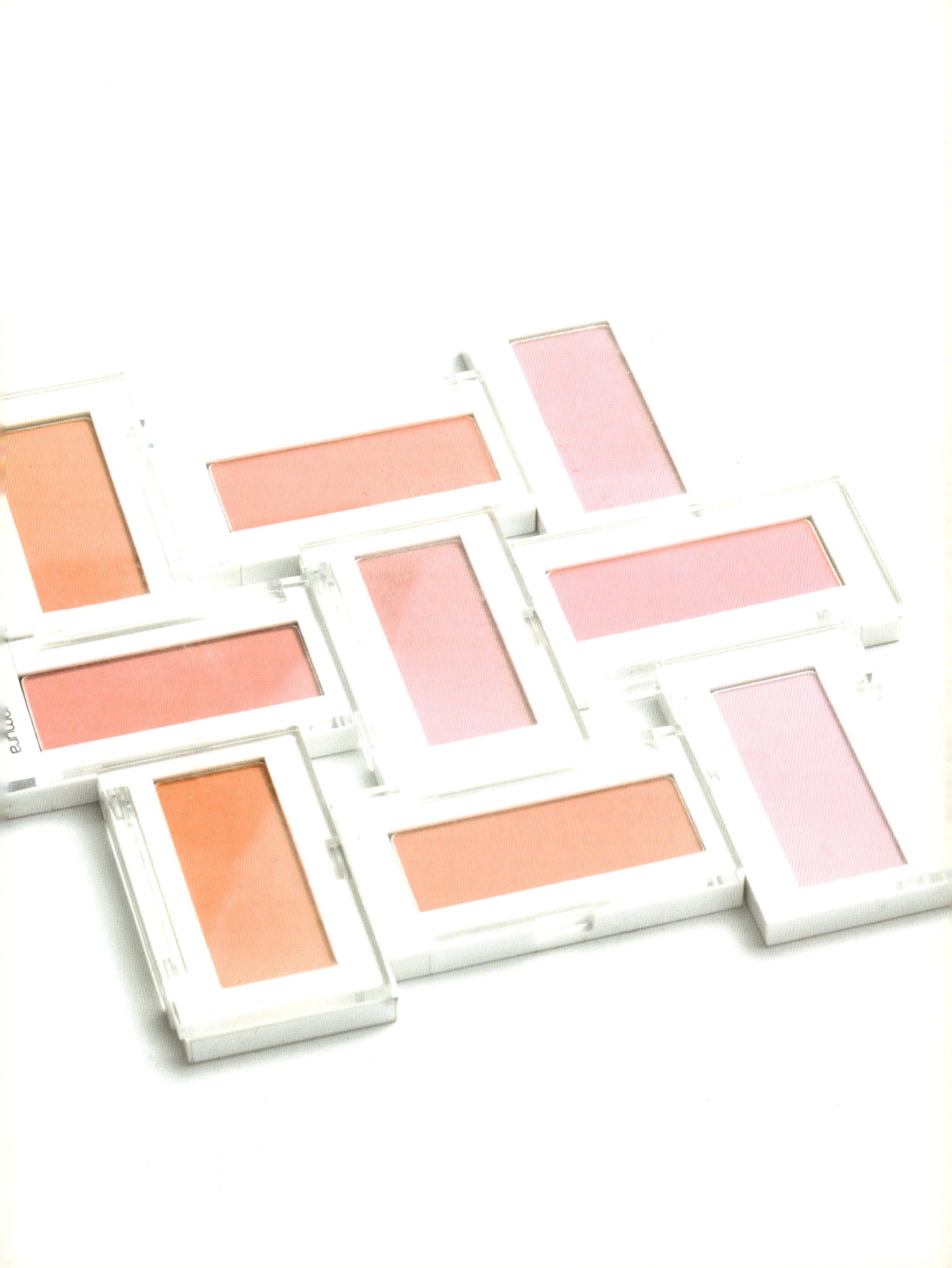

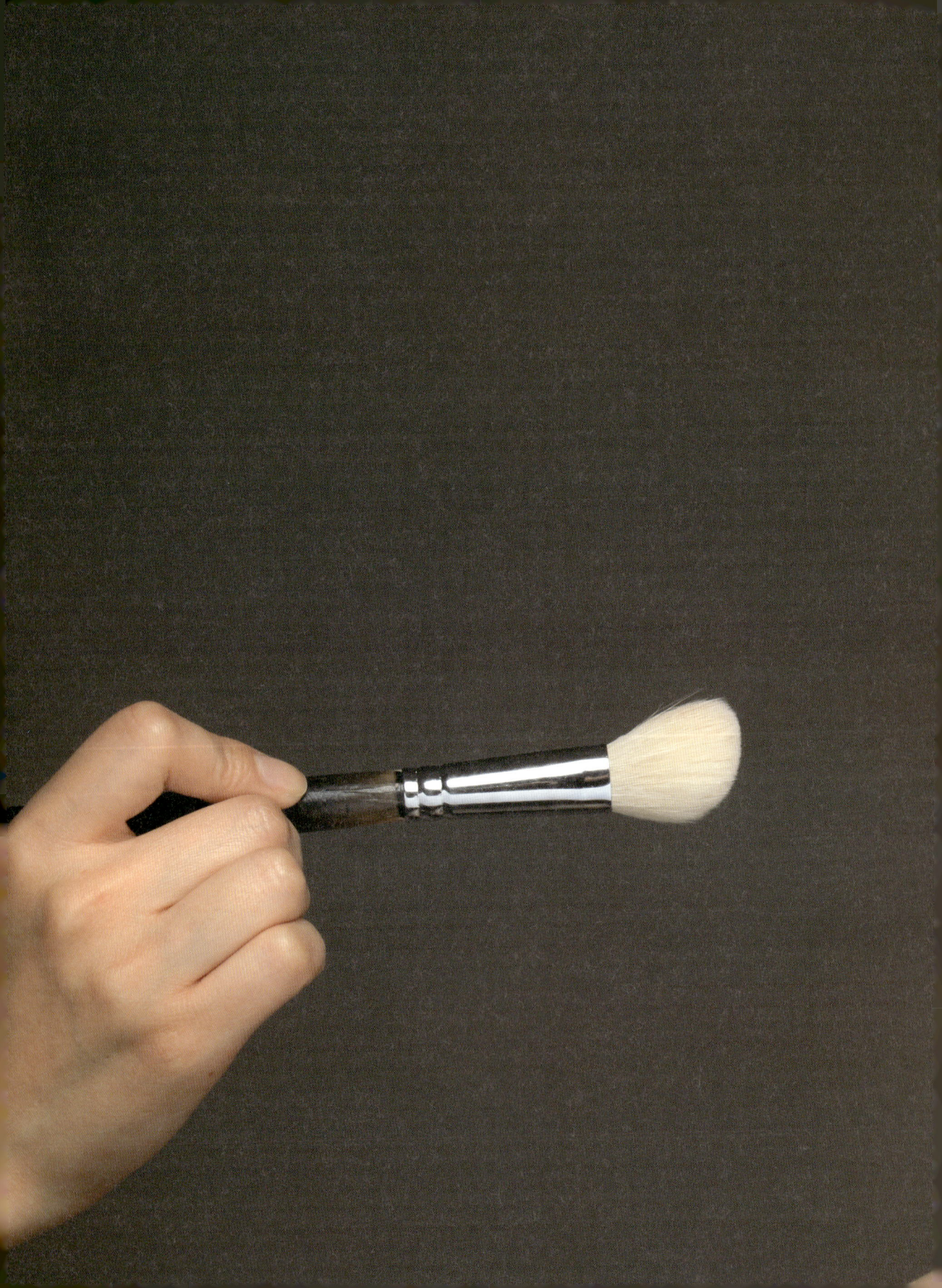

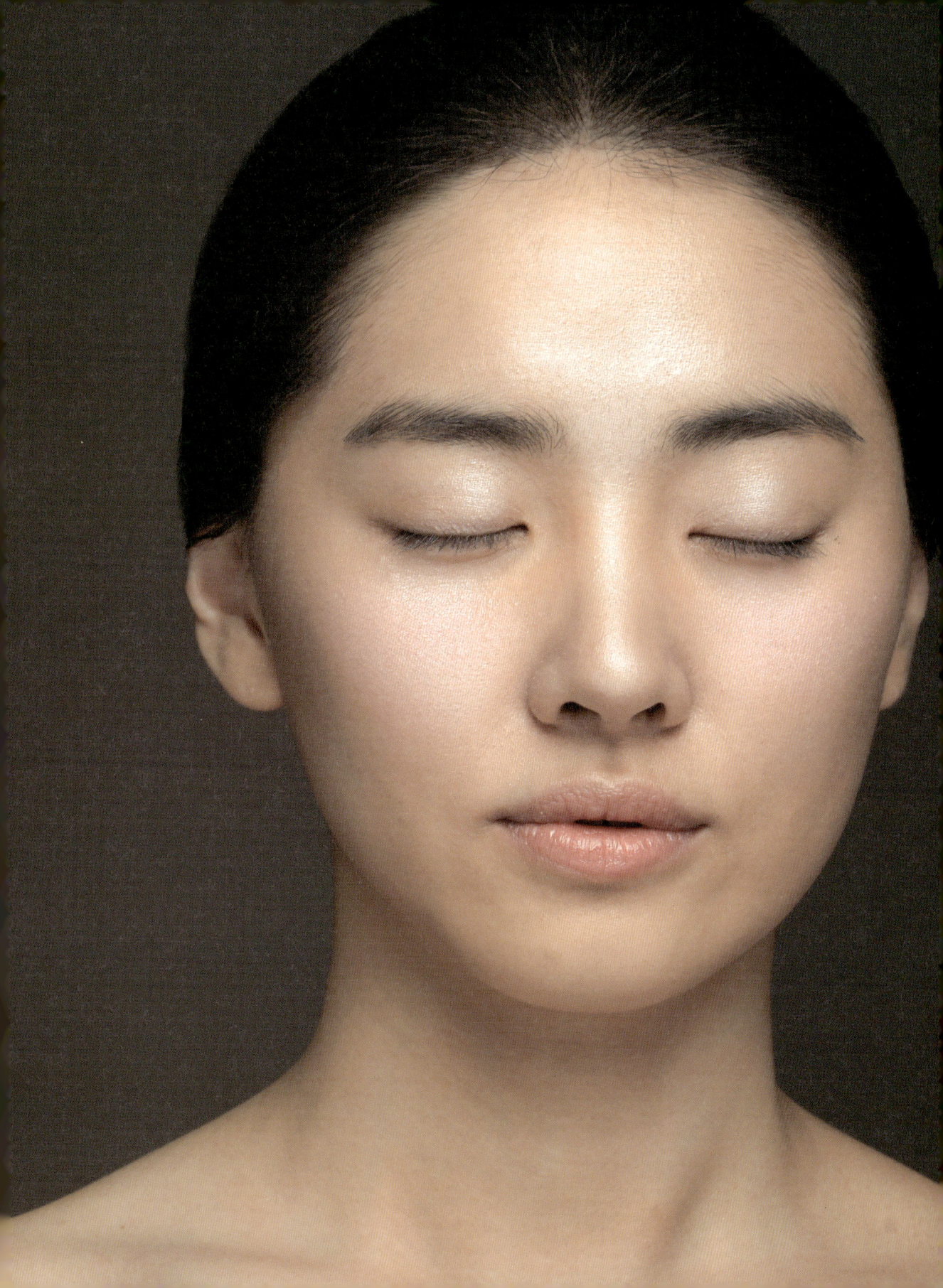

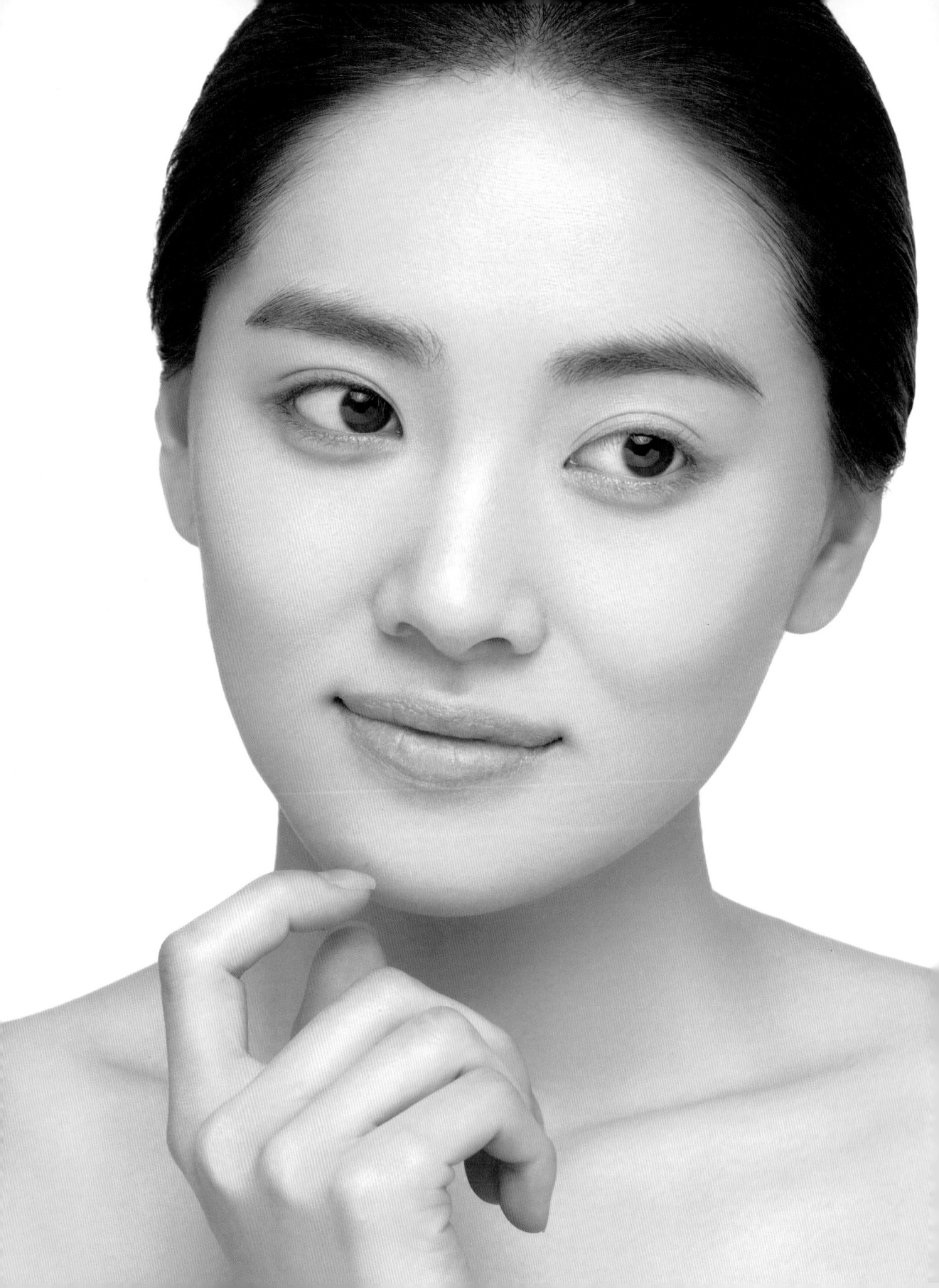

상처 없이 매끈하고 고운 피부로 변신하기

프라이머는 요철이 있는 피부 표면을 채워서 도자기처럼 매끈한 피부를 연출할 때 사용하는 제품이다. 여드름이나 상처 자국 때문에 피부가 울퉁불퉁할 때 주로 사용하고, 넓어진 모공을 가릴 때도 효과적이다. 프라이머를 바르면 피부 표면이 매끈해진다. 메이크업의 필수 단계는 아니므로 피부 상태가 나쁘지 않다면 반드시 사용할 필요는 없다.

스킨케어를 많이 하거나 덜 흡수된 상태에서 프라이머를 바르면 메이크업이 밀릴 수도 있다. 스킨 - 아이크림 - 에센스 - 수분크림 정도로만 스킨케어를 하되 이렇게만 발라도 화장이 밀린다면 에센스도 생략 가능하다. 단, 그만큼 메이크업 전 보습이 덜 되는 상황이므로 전날 밤 수분공급을 좀 더 꼼꼼하게 해주도록 한다.

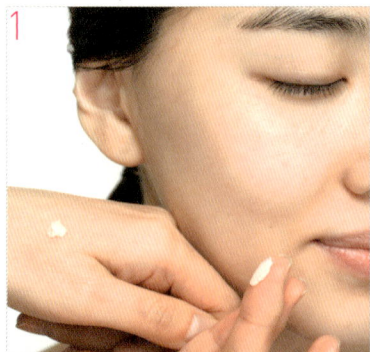

1 보기만 해도 속상한 상처나 넓은 모공 위에 프라이머를 조금 덜어 손으로 얇게 펴 바른다.
톡톡 두드리며 프라이머가 흡수될 때까지 잠시 그대로 두었다가 그 위에 파운데이션을 펴 바른다.

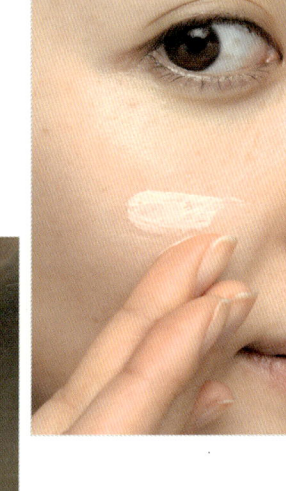

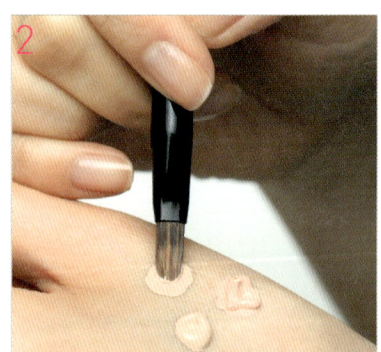

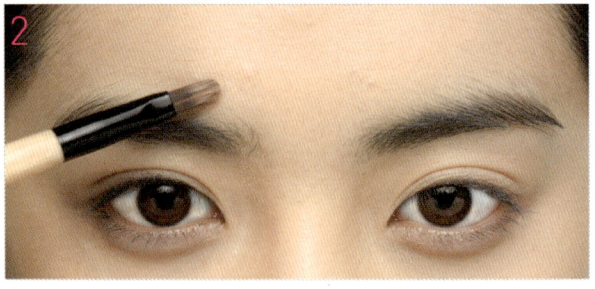

2 손등에 남은 파운데이션에 봉타입 컨실러를 조금 덜어 브러시로 섞은 뒤 감추고 싶은 잡티 위에 두세 번 덧바른다.

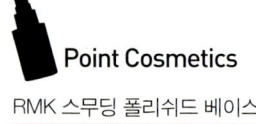

Point Cosmetics

RMK 스무딩 폴리쉬드 베이스

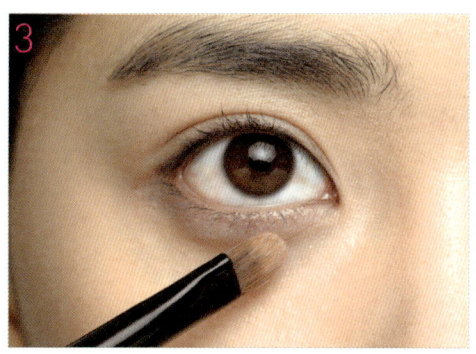

3 잡티보다 감추기 힘든 다크서클에는 피부색보다 한 톤 밝은 팟타입 컨실러를 브러시에 묻혀 파운데이션과 경계가 생기지 않도록 고루 펴 바른다.

tip. 눈 밑에 컨실러를 하기 전에는 반드시 아이크림을 발라 눈 밑에 수분을 공급해준다. 컨실러가 부드럽게 발리고 화장이 들뜨는 것도 방지한다.

4 파우더는 티존과 눈 밑에만 살짝 바르기!

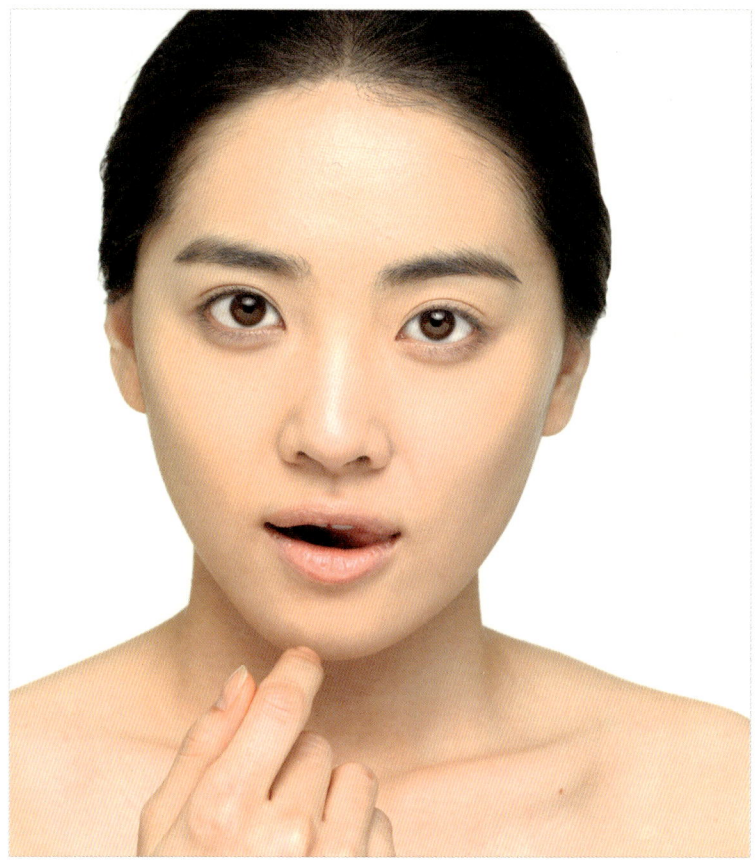

tip. 다크서클이 심한 경우 컨실러를 얇게 바른 뒤 화이트 펄하이라이터를 그 위에 덧발라주면 착시현상이 일어나서 다크서클이 잘 드러나지 않는다.

예전에는 파운데이션이나 팩트를 추천해달라고 하는 사람이 많았는데 요즘은 프라이머를 추천해달라는 사람이 많아졌다. 프라이머의 역할은 한마디로 비포장도로를 포장해주는 것이다. 울퉁불퉁한 피부 표면은 파운데이션이나 컨실러로 커버할 수 없다. 프라이머로 피부의 요철을 먼저 메워주되, 얼굴 전체에 바르면 가면을 쓴 것처럼 메이크업이 두꺼워질 수 있으니 문제 부위에만 얇게 발라준다. 살짝 굳는 듯한 느낌이 나면 그 위에 파운데이션을 바른다. 피부가 건조한 편이라면 파운데이션 후 파우더를 생략하는 것이 좋지만 컨실러를 발랐다면 파우더를 브러시에 묻혀 한 번 털어내고 컨실러를 바른 곳에만 스치듯 발라준다. 유분기를 잡아주고 컨실러의 지속력을 높이는 좋은 방법이다.

프라이머의 역할은 한마디로 비포장도로를 포장해주는 것이다.

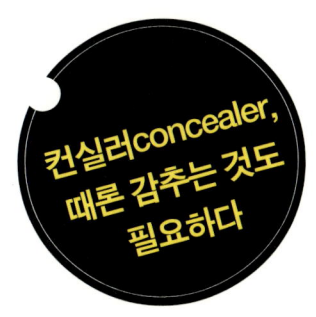

컨실러 concealer, 때론 감추는 것도 필요하다

컨실러는 피부의 결점을 감추어 주는 화장품이다. 잡티와 다크서클이 피부 고민인 여성들의 필수 아이템이기도 하다. 한 가지 컨실러로 다용도로 사용하기보다는 잡티용과 다크서클용 컨실러를 구분해서 사용하는 것이 좋다.

붓펜타입 다크서클 전용 컨실러. 중간 텍스처로 다크서클에는 효과적이지만 잡티를 커버하기에는 조금 부족하다.

스틱타입 고체타입이라 여드름자국이나 점 등을 커버하는 데 좋지만 다크서클에 사용할 경우 매트한 질감 때문에 눈가가 메말라서 주름이 도드라질 수 있다.

봉타입 스틱타입과 붓펜타입의 중간 텍스처. 커버력은 좋지만 쉽게 건조해져서 잡티 커버에만 사용하는 것이 좋다.

펜슬타입 잡티 전용 컨실러. 원하는 부위를 빠르고 정확하게 커버할 수 있으며 메이크업을 수정할 때 덧바르기에도 굿.

팟타입 다용도로 사용 가능한 멀티 플레이어. 밀착력이나 지속력은 우월하지만 전용 브러시가 필요하므로 휴대가 불편한 것이 단점이다.

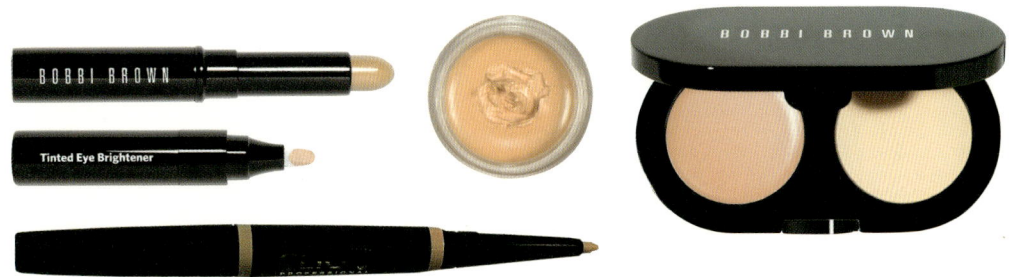

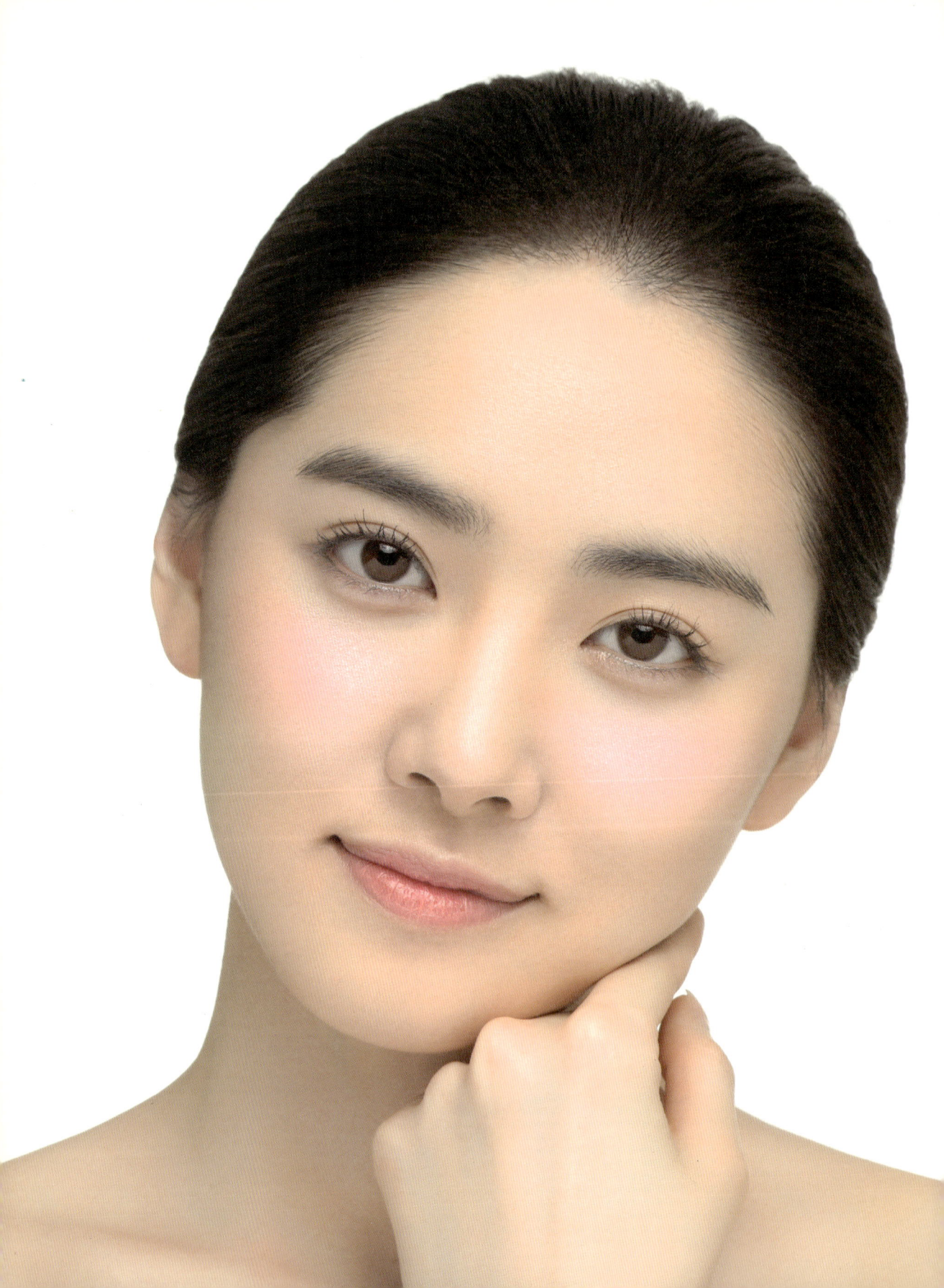

커피잔만 한 얼굴로 만드는 스몰페이스 메이크업

예전에는 연예인과 일반인의 얼굴 크기에 정말 많은 차이가 있었다. 하지만 요즘은 일반인 중에서도 어쩜 저렇게 얼굴이 작을까 싶은 사람이 많다. 그런데 좀 이상하다. 그냥 봤을 때는 작은 얼굴인데 사진만 찍으면 얼굴이 크게 나온다. 얼굴은 예쁜데 얼큰이로 나온다며 사진 찍기를 거부하는 사람들, 아마 주변에 한두 명은 있을 것이다.

문제는 광대다. 영화제에 참석한 동서양의 여배우가 나란히 찍은 사진을 보면 대부분 동양 배우의 얼굴이 더 커 보인다. 동양인의 대부분은 옆광대가 나오고 앞광대가 평평한 반면 서양인의 대부분은 옆광대 없이 앞광대가 볼록 나와 기본적으로 입체적인 얼굴을 가지고 있기 때문이다. 이런 외국인들의 얼굴형에 착안해 옆광대는 줄이고 앞광대를 살리는 메이크업이 필요하다고 생각했다. 그것을 실현시켜 주는 것이 바로 셰이딩이다. 셰이딩은 어느 정도 메이크업이 되어 있어야 효과를 볼 수 있다. 베이스 메이크업만 한 상태에서는 아무리 셰이딩을 해주어도 메이크업만 짙어 보일 뿐 얼굴이 작아보이지는 않는다.

tip. 브러시를 처음 놓는 지점은 얼굴이 아닌 머리카락 속부터. 얼굴에서 시작하면 경계가 생길 수 있다.

먼저 파운데이션과 컨실러를 발라 깨끗한 피부톤을 만들어준다.

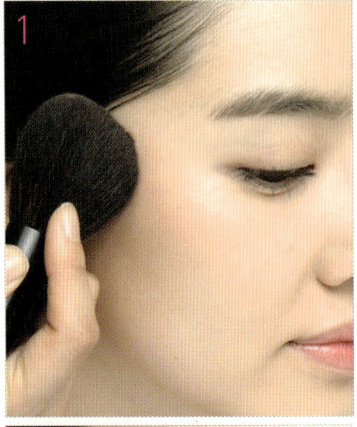

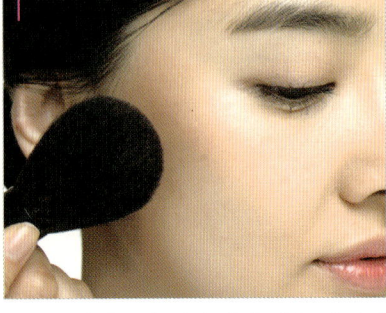

1 스몰페이스가 되기 위한 필수 과정인 셰이딩! 브론즈와 밝은 브라운의 셰이딩 전용 블러셔를 섞어 귀밑머리에서 옆광대까지 사선으로 쓸어내린다.

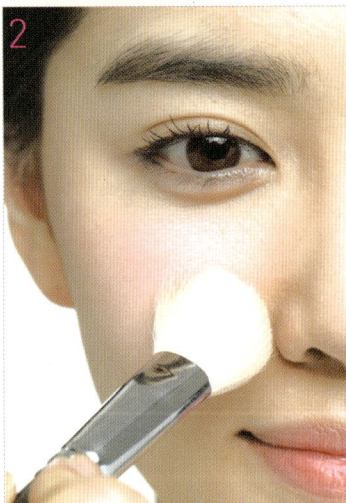

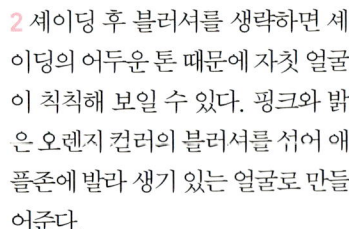

tip. 셰이딩이나 블러셔를 할 때 두 가지 이상의 컬러를 섞어서 쓰면 좀 더 자연스러운 컬러가 만들어진다.

2 셰이딩 후 블러셔를 생략하면 셰이딩의 어두운 톤 때문에 자칫 얼굴이 칙칙해 보일 수 있다. 핑크와 밝은 오렌지 컬러의 블러셔를 섞어 애플존에 발라 생기 있는 얼굴로 만들어준다.

 Point Cosmetics

클리오 다이아몬드 블라썸 블러셔 핑크

평소에는 셰이딩을 하지 않던 사람도 사진(특히 증명사진)을 찍기 전에는 반드시 셰이딩을 해보기 바란다. 보통 얼굴 윤곽선을 따라 전체적으로 셰이딩을 하는 사람이 많은데 셰이딩을 하는 부위가 넓어질수록 메이크업이 짙어 보이므로 셰이딩이 필요한 옆광대에만 발라준다. 옆광대만 줄이고 앞광대를 살리지 않으면 얼굴이 밋밋해 보이므로 앞광대에 블러셔를 발라 입체적인 느낌을 함께 주어야 한다. 셰이딩과 블러셔가 조화를 이룬다면 그 성과는 당장 페이스북에 올리고 싶은 성공적인 사진으로 되돌아올 것이다.

데뷔 시절 사진을 보면 연예인 할 정도는 아닌 것 같은데 지금 보면 정말 예쁜 여자 연예인들이 많다. 메이크업 아티스트가 그 사람의 얼굴을 분석해서 더 잘 어울리는 메이크업을 해주기도 하겠지만 흔히 말하는 '카메라 마사지'를 받기 때문이다.

카메라 마사지는 계속적인 모니터를 통해 본인이 어느 각도에서 가장 예쁜지를 알아가는 것을 말한다. 화면에 비친 얼굴을 늘 모니터하면서 턱을 당겼을 때 예쁜지, 옆모습이 많이 드러나는 게 예쁜지, 정면이 예쁜지, 그 각도를 몸에 익히고 되도록 거기에 맞추도록 노력한다. 일반인들도 마찬가지로 카메라와 친해져서 자기 얼굴이 어느 각도에서 가장 예쁜지를 알게 된다면 마음에 드는 사진을 훨씬 더 많이 갖게 될 것이다. 요즘은 셀카도 많으니 부끄러워 말고 자연스럽고 예쁜 표정들을 많이 연습해보길!

셰이딩의 효과가 가장 빛을 발할 때는 바로 사진을 찍을 때다.

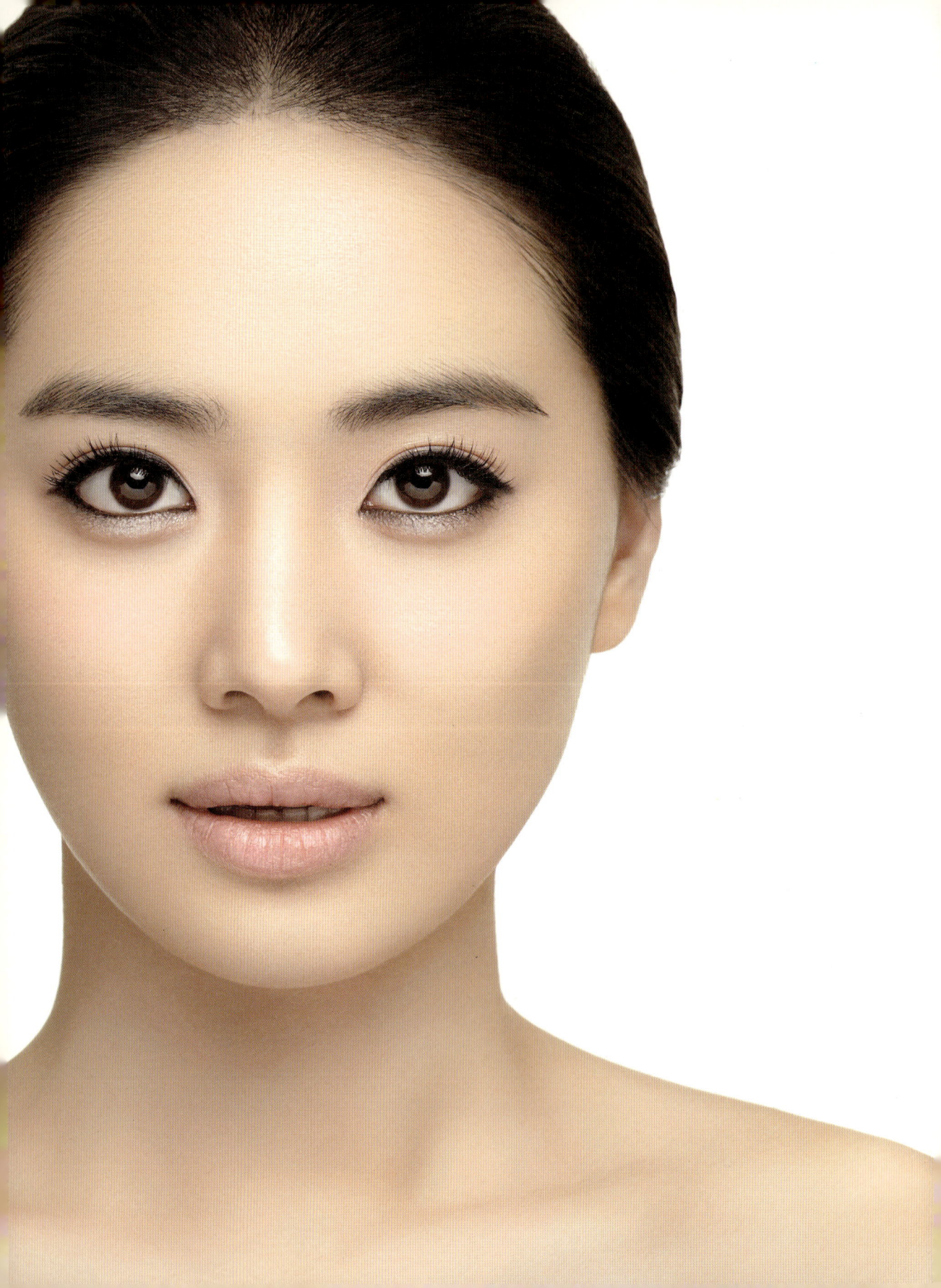

부담스럽지 않은 내추럴 세미스모키 아이메이크업

연예인들의 화보, 걸그룹들의 무대 위에서나 볼 수 있었던 스모키 아이메이크업을 이제는 거리 곳곳에서 볼 수 있다. 자연스러운 스모키 아이를 원하는 여성들의 필요에 맞게 다양한 컨셉의 '내추럴 세미스모키 아이메이크업'이 탄생했기 때문이다.
이제는 자신이 어떤 이미지로 보여지길 의도해서가 아니라, 눈썹을 그리듯 립글로스를 바르듯 스모키 아이 또한 하나의 메이크업 과정이 되었다. '모험'이 필요했던 스모키는 가고 '누구나' 할 수 있는 스모키의 세상이 온 것이다.
아이라인의 길이, 두께, 각도 그리고 그 위에 바르는 아이섀도의 컬러에 따라 스모키는 다양한 매력의 눈매를 우리에게 선물한다. 스모키 아이메이크업의 인기는 한동안 계속될 전망이다.

tip. 하이라이터가 유분을 잡아주므로 아이라인이 덜 번지는 효과가 있다.

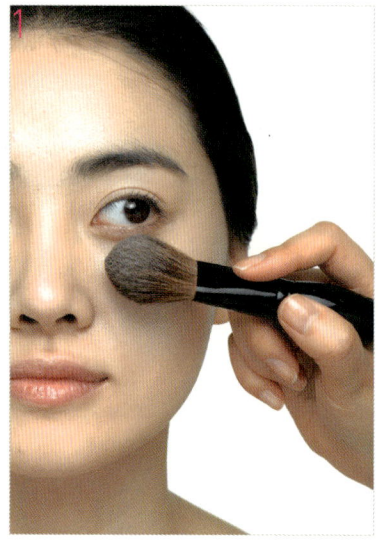

1 피부 메이크업이 되어 있는 상태에서 눈 위아래로 화이트 펄하이라이터를 스치듯 발라준다.

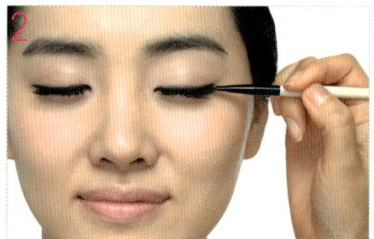

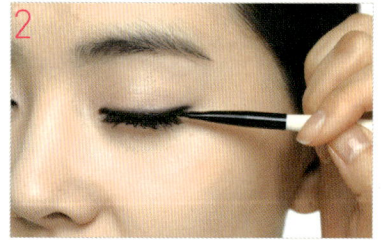

2 블랙 펜슬아이라이너로 눈 모양을 따라 위 라인을 그린 뒤 블랙 젤 아이라이너를 브러시에 묻혀 덧그린다.

tip. 애교살에 연한 펄을 발라주면 눈 밑이 볼록해 보이는 효과가 있어 인상을 부드럽게 만들어준다.

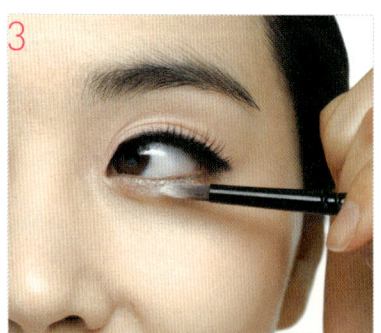

3 눈매가 너무 강해 보이지 않도록 화이트 펄새도를 눈 밑 애교살에 살짝 바른다.

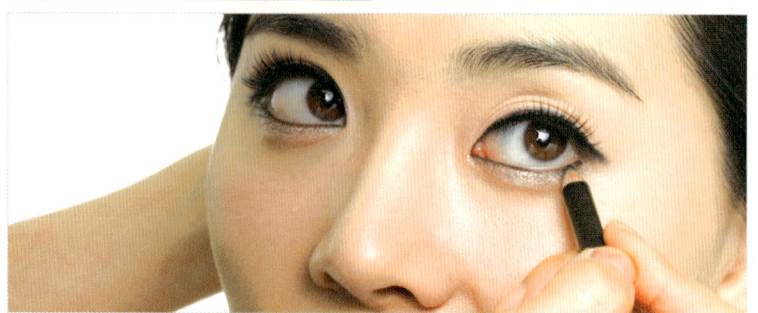

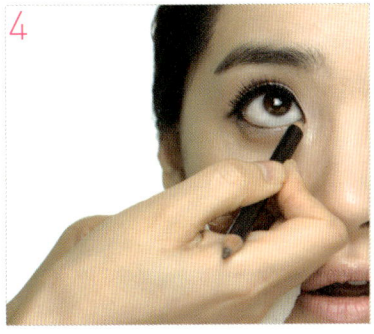

4 언더라인은 펜슬아이라이너로 위 라인의 길이에 맞춰 그려준다.

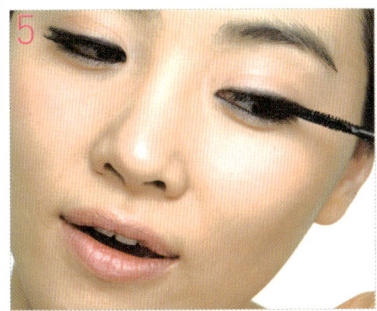

5 더 선명하고 매력적인 스모키 아이를 위해 뷰러로 속눈썹을 올린 뒤 마스카라를 꼼꼼하게 바른다.

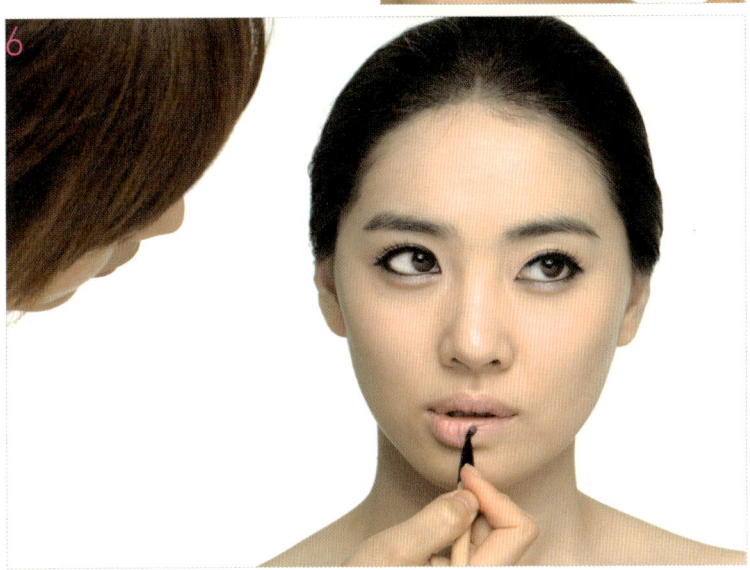

6 이번 메이크업은 눈을 강조한 메이크업이므로 입술은 튀지 않는 컬러를 선택하는 것이 좋다. 글로시한 핑크색 립스틱을 살짝만 발라 마무리한다.

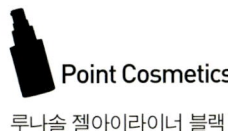

Point Cosmetics

루나솔 젤아이라이너 블랙

메이크업에서 역발상의 시도는 매우 중요하다. 보통 아이섀도를 먼저 바르고 아이라인을 그리는 것이 당연한 순서라고 생각하는데, 반대로 아이라인을 먼저 그리고 그 위에 섀도를 바르면 메이크업이 좀 더 자연스러워진다.

동양인의 경우 서양인과 눈 모양도 다르고 깊이감도 다르기 때문에 아이메이크업을 다르게 해줘야 한다. 서양인은 동양인에 비해 눈이 굉장히 크고 깊기 때문에 아이라인을 활용한 라인 포인트보다는 컬러 섀도로 포인트를 주는 반면, 동양인은 아이라인으로 눈을 길게 늘려서 눈매를 또렷하게 만들어주는 것이 중요하다. 라인을 강조하는 메이크업을 할 때는 눈가를 환하게 만들어주어야만 메이크업이 깨끗해 보인다. 다크서클이 드러나지 않도록 컨실러까지 꼼꼼하게 바른 뒤 파우더 대신 하이라이터로 눈가를 밝혀준다.

부담스러울 만큼 진한 스모키는 서서히 사라지고 있다. 이제는 라인을 강조한 내추럴 세미 스모키 아이메이크업이 새로운 트렌드다.

메이크업에서 역발상의 시도는 매우 중요하다.

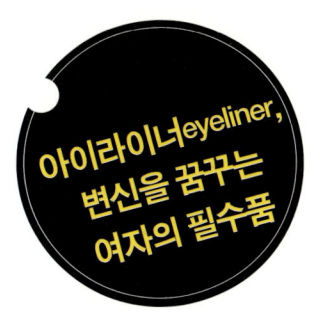

아이라이너eyeliner, 변신을 꿈꾸는 여자의 필수품

펜슬 타입 자연스럽고 부드러운 눈매 연출에 좋다. 눈을 감았다 뜨면 쌍꺼풀 접히는 부분이 번져서 보기 싫어지는데, 그걸 방지하기 위해 최대한 눈두덩을 뒤집어 점막이나 속눈썹이 난 사이사이를 메워준다. 그런 다음 맨 끝 쪽만 길이를 길게 쭉 빼주면 눈매는 자연스러우면서도 눈이 길어 보이는 아이라인을 완성할 수 있다.

리퀴드 타입 선명하고 또렷한 눈매를 원한다면 리퀴드 타입을 선택하도록 한다. 리퀴드 타입은 대부분 워터프루프 기능이 있어 상대적으로 번짐이 덜하지만, 시간이 지나면 어떤 제품이든 땀과 열에 의해 지워질 수밖에 없다. 리퀴드 타입의 경우 각질이 떨어져 나가는 것처럼 보여 다른 타입의 아이라이너보다 더 지저분해 보일 수 있으니 아이라이너를 가지고 다니면서 수시로 덧발라 주도록 한다.

젤 타입 아이라인을 처음 그리는 사람에게는 그리기 어려울 수도 있지만 익숙해지면 가장 손이 많이 가는 아이라이너가 바로 젤 타입이다. 눈매를 또렷하게 하려면 눈 점막을 잘 메워주는 게 중요한데, 리퀴드나 붓펜 타입은 농도가 묽어서 점막에는 바르기가 힘들고, 설사 바른다 하더라도 잘 지워진다. 하지만 젤 타입 아이라이너는 점막 부분도 한 번에 잘 그려져서 초롱초롱한 눈매를 연출하기에 좋다. 홑꺼풀이어서 아이라인을 두껍게 그리고자 하는 사람도 쉽고 빠르게 그릴 수 있다.

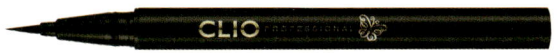

붓펜 타입 끝이 뾰족해서 가늘고 섬세한 아이라인을 그릴 때 유용하다. 눈꼬리 부분을 날카롭게 올려 그리면 강하면서도 고혹적인 눈매가 완성된다.

쌍꺼풀 없는 눈이 더 매력적이다!

크고 진하게 쌍꺼풀 진 눈이 미인의 조건일 때가 있었다. 하지만 요즘은 원더걸스의 소희나 영화배우 박보영처럼 쌍꺼풀 없는 눈이 더 매력적으로 느껴진다. "그건 걔들이 예쁘니까 그런거죠!"라고 한다면 음...;;) 사실 쌍꺼풀이 없는 눈은 답답해 보이거나 졸린 느낌을 주기도 한다. 그래서 홑꺼풀일수록 더욱 아이메이크업에 신경을 쓰게 되는데 생각만큼 메이크업 하기가 쉽지만은 않다. 메이크업 하는 시간은 더 오래 걸리는데 많이 번지고 금세 지워지고…… 시행착오는 이제 그만! 홑꺼풀에 아이라인 그리는 방법은 따로 있다.
보통 위 라인을 먼저 그리고 언더라인을 그리거나 언더라인을 아예 생략하는 경우가 많은데, 언더라인을 먼저 그려 눈 길이를 늘일 수 있는 만큼 늘인 뒤 위 라인을 그리면 눈이 훨씬 커 보이게 할 수 있다.
일단 언더라인을 눈 앞쪽 흰자부분, 가운데 동공부분, 눈꼬리 흰자부분으로 3등분한다. 눈 앞쪽부터 전체 눈의 2/3지점까지 브라운 펜슬아이라이너로 최대한 점막 가까이 라인을 그려준다. 그리고 눈꼬리를 역삼각형 모양으로 그려주면 눈이 두 배로 커질 준비를 마친 상태. 마지막으로 동공부분에만 블랙 펜슬아이라이너로 방금 그린 라인 위에 덧그려주면 서클렌즈를 낀 것처럼 눈동자가 커 보이는 효과가 있다.
이제 위 라인을 그릴 차례. 아래 눈의 크기가 커진 만큼 시원하게 쭉쭉 그려준다. 여기에 마스카라로 속눈썹을 올려주면 좀 더 시원시원한 눈매를 가지게 될 것이다.

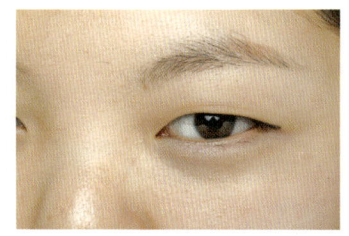 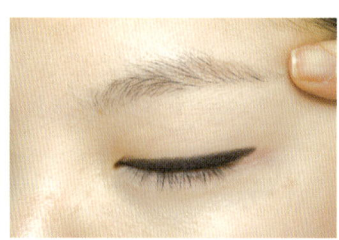 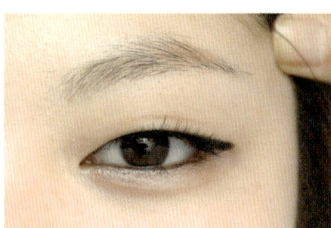

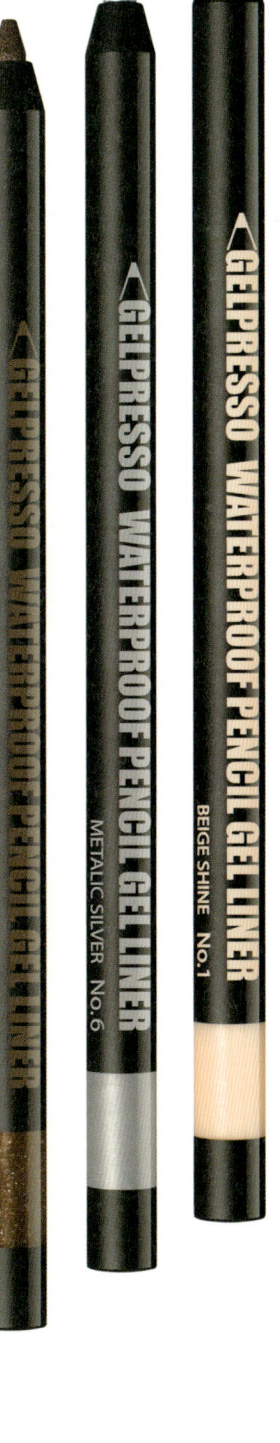
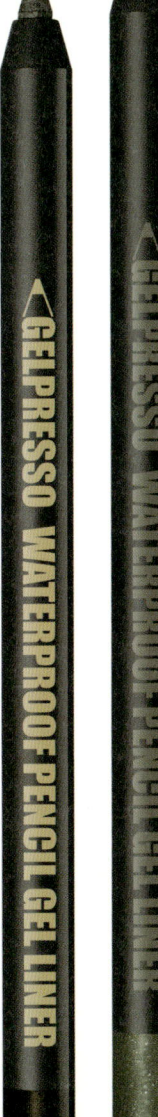
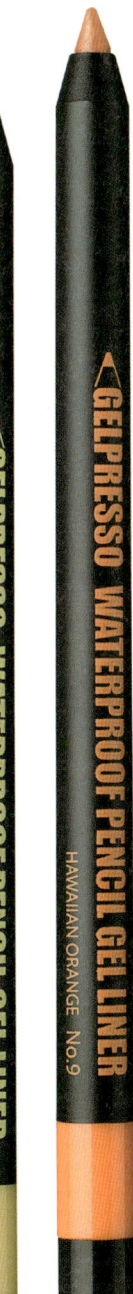
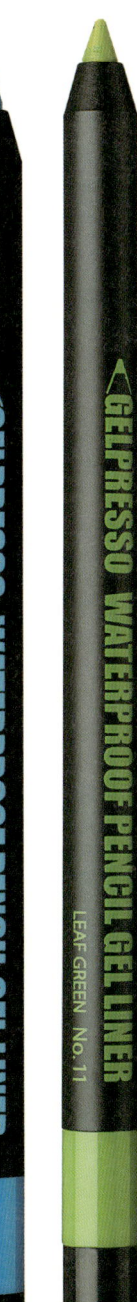
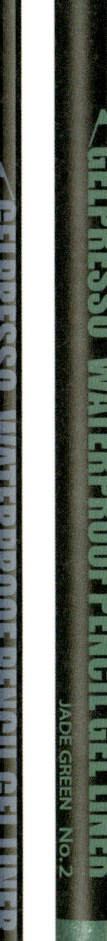
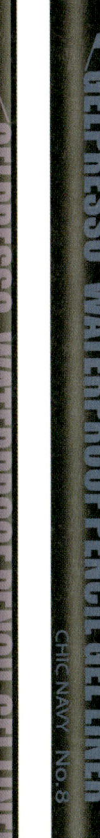
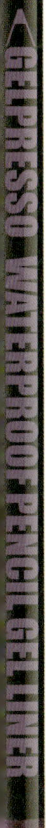

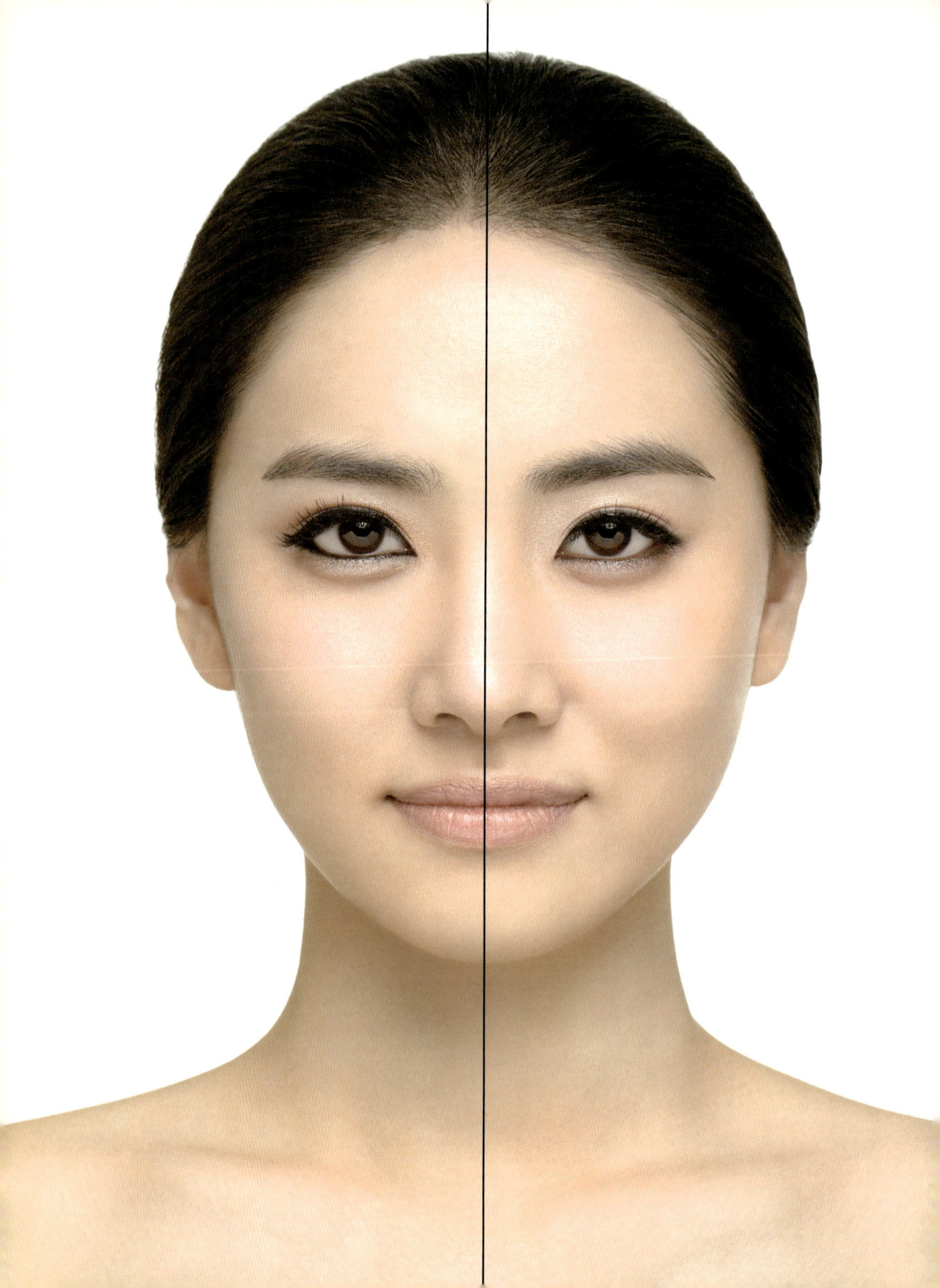

서로 부러워하는
강아지과 vs 고양이과

여자의 얼굴은 크게 두 가지 타입으로 분류할 수 있는데 바로 '강아지과'와 '고양이과'다. 강아지과는 얼굴형과 이목구비가 동글동글하고 눈매가 처져서 선하고 귀여운 인상을 준다. 『로마의 휴일』에 나왔던 오드리 햅번이 대표적인 강아지과의 얼굴인데, 영화에서 보여준 청순하면서도 소녀 같은 매력으로 수많은 남성팬들을 설레게 했다. 고양이과는 갸름한 얼굴형과 살짝 치켜 올라간 눈매가 섹시한 느낌을 준다. 얼굴형이 입체적이고 이목구비가 화려해 세련되고 도도해 보이는 반면 날카롭고 차가워 보이는 단점이 있다. 가수 이효리나 배우 루시 리우 등이 대표적인 고양이과 얼굴이다.

강아지과의 여성들은 고양이과의 샤프해보이는 얼굴을 원하고 고양이과의 여성들은 강아지과처럼 순해보이는 얼굴을 원한다. 갖지 못한 걸 갖고 싶어 하는 건 명품가방만은 아닌 것 같다.

강아지과 ▶ 고양이과

tip. 눈 앞머리 라인을 앞으로 길게 빼서 그리면 앞트임한 효과를 줄 수 있다.

tip. 언더라인을 블랙이 아닌 브라운 컬러로 그리면 번졌을 때 브라운 아이섀도처럼 보여서 덜 지저분해 보인다.

tip. 인조 속눈썹을 붙였을 경우 마스카라를 세워서 바르면 덜 뭉친다.

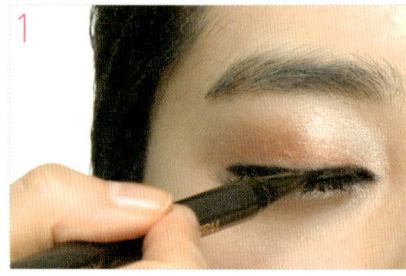

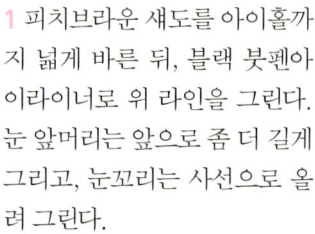

1 피치브라운 섀도를 아이홀까지 넓게 바른 뒤, 블랙 붓펜아이라이너로 위 라인을 그린다. 눈 앞머리는 앞으로 좀 더 길게 그리고, 눈꼬리는 사선으로 올려 그린다.

2 아이라인을 따라 블랙 섀도를 덧바르고, 브라운 펜슬아이라이너로 언더라인을 그려준다. 언더라인을 길게 빼서 위 라인의 눈꼬리와 이어지도록 그린다.

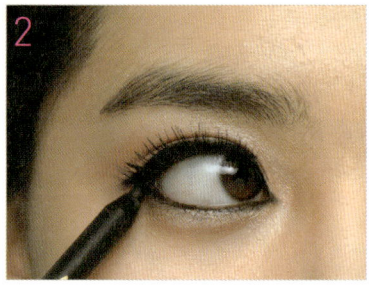

3 인조 속눈썹의 양 가장자리를 3mm 정도만 잘라 눈꼬리 쪽을 살짝 올려서 붙인다. 눈 앞머리와 애교살에 화이트 펄섀도를 바른다. 속눈썹 전체에 마스카라를 꼼꼼하게 발라 풍성하고 길어 보이게 한다.

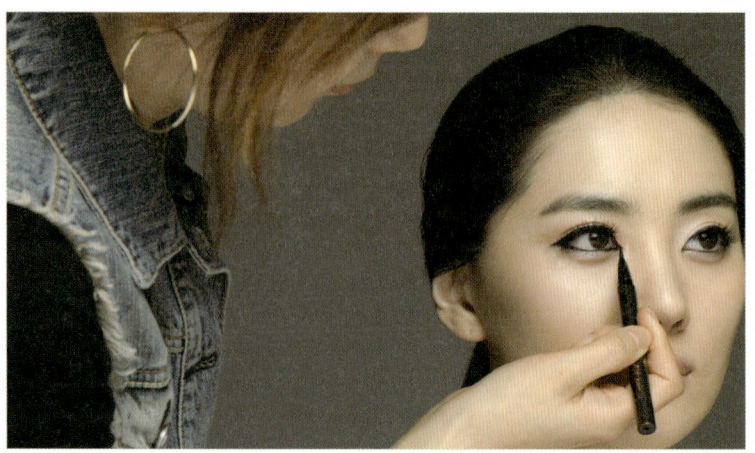

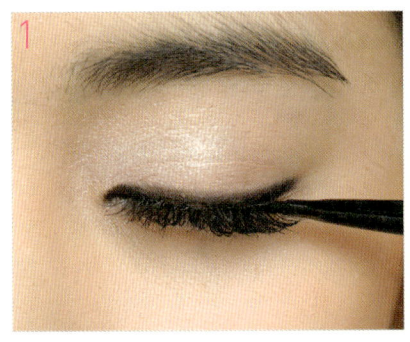

고양이과 ▶ 강아지과

1 눈 앞머리와 가운데 부분에만 화이트 펄섀도를 살짝 바른다. 블랙 젤아이라이너로 눈 앞머리는 조금 올려서 그리고 눈꼬리는 일자로 빼서 그린다.

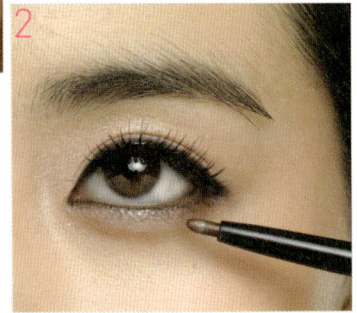

tip. 위 라인과 언더라인이 이어지면 각진 느낌이 들기 때문에 언더라인을 눈 끝까지 그리지 않는다. 아이라인을 그린 뒤 눈을 뜨고 웃었을 때 눈매가 동그랗게 되는 것이 포인트.

2 아이라인 위에 브라운 섀도를 덧바르고, 인조 속눈썹을 네 가닥으로 잘라 눈매를 따라 동그랗게 심듯이 붙인다. 브라운 펜슬아이라이너로 끝을 살짝 남기고 언더라인을 그려준다. 가운데 동공 쪽에만 마스카라를 발라 동그란 눈매를 강조한다.

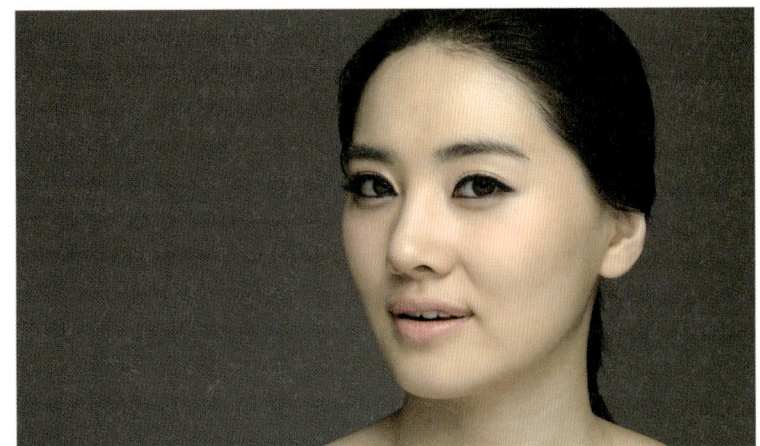

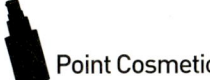 **Point Cosmetics**

맥 파워포인트 아이 펜슬 스터번브라운
클리오 젤프레소아이라이너 골든블랙
조르지오 아르마니 아이즈 투킬
스트레치 마스카라

처음 누군가를 만났을 때 '저 사람은 왠지 좀 차가울 것 같아' 또는 '이 사람은 참 순해 보여' 같은 인상을 받게 되는 경우가 있다. 고양이과는 전자, 강아지과는 후자 쪽이다. 이 둘을 구분 짓는 가장 큰 차이는 눈매다. 아이라이너와 마스카라를 이용해 눈매만 바꿔주어도 이미지는 확 달라진다.

강아지과의 눈매를 원한다면 가운데 동공 부분을 강조한다. 인조 속눈썹을 통으로 쓰지 않고 가닥가닥 잘라서 반원 모양으로 붙여주면 아이라인을 둥글게 그리는 것보다 더 효과적이다. 고양이과의 눈매를 원한다면 눈꼬리 쪽을 공략한다. 아이라인으로 눈꼬리를 사선으로 올린 뒤 같은 각도로 아이섀도를 올려 바르는 것이 중요하다. 속눈썹 역시 끝을 살짝 올려서 붙여주면 발톱을 세운 고양이처럼 앙칼지고 도도한 이미지로 변신 가능하다.

아이라인을 그리기 전에 눈 밑 애교살 부분에 파우더를 꼼꼼히 발라주면 메이크업이 번져서 눈 밑이 까매지는 것을 예방할 수 있다. 하루 종일 보송보송한 눈매를 유지하고 싶다면 수시로 눈 밑을 퍼프로 눌러 유분기를 미리 제거해주는 것이 좋다.

아이라이너와 마스카라를 이용해 눈매만 바꿔주어도 이미지는 완전히 달라진다.

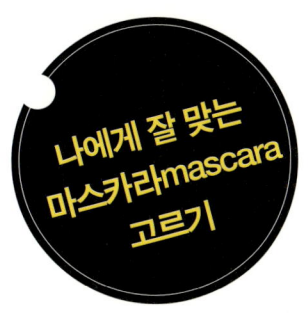

나에게 잘 맞는 마스카라 mascara 고르기

통통형 마스카라 브러시가 보기에도 통통하게 생김. 마스카라액을 한 번에 많이 묻혀 속눈썹을 풍성하게 해준다.

땅콩형 속눈썹 한 올 한 올에 마스카라액을 묻혀 속눈썹이 통통하고 진해진다. 초보자도 쉽게 할 수 있다. 언더 속눈썹을 바르기에도 좋다.

빗형 머리빗처럼 생겨 살살 빗어주기만 하면 뭉치지 않으며 자연스런 컬링이 가능하다.

둥근형 브러시가 둥글어 골고루 잘 발라진다. 속눈썹이 적은 사람에게 추천!

나선형 끝은 가늘고 가운데는 통통하다. 뭉치는 것만 주의하면 숱이 많고 길어 보이는 데 효과적이다.

커브형 브러시 모양이 속눈썹처럼 휘어져서 모양 그대로 컬링 효과가 확실하다.

tip. 마스카라를 다 쓰면 리필용을 구입해서 계속 사용하는 경우가 많은데 가능하면 새 제품을 구입하는 것이 좋다. 마스카라는 유통기한이 짧아서 세균에 감염될 확률이 높기 때문이다. 마스카라의 유통기한은 6개월 정도인데 매일 마스카라를 하는 사람이 아니라면 일 년 가까이 사용하기도 한다. 민감한 눈 주위에 사용하는 제품인 만큼 아깝다는 생각은 버리고 되도록이면 유통기한을 지키도록 하자.

인조 속눈썹 붙이기, 어렵지 않아요!

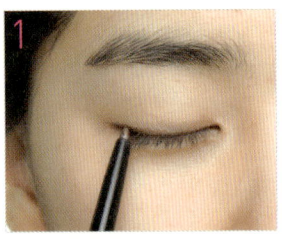

1 브라운 펜슬아이라이너로 점막 메우기
속눈썹을 붙이기 전에 브라운 펜슬아이라이너로 점막을 꼼꼼히 메워주면 속눈썹을 붙였을 때 어색해 보이지 않는다.

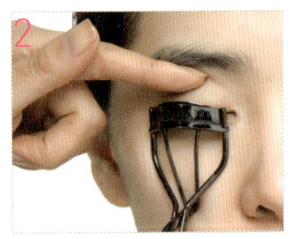

2 속눈썹 컬링하기
뷰러로 속눈썹 뿌리부터 확실하게 올리고 투명 마스카라를 발라 속눈썹이 처지지 않게 하는 것이 중요하다.

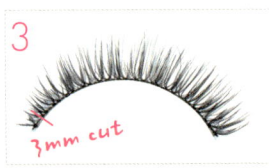

3 인조 속눈썹 잘라서 붙이기
모든 여자들은 풍성한 속눈썹을 갖길 원하지만 욕심을 부려서 눈 전체에 인조 속눈썹을 붙이면 너무 답답해 보인다. 인조 속눈썹의 양 가장자리를 3mm 정도씩 잘라내고 눈 길이에 맞춰 붙여준다.
이때 너무 눈 앞머리에 붙이지 말고 조금 떨어진 곳에서부터 붙이는 것이 더 자연스럽다. 트위저로 인조 속눈썹을 집어 전용 접착제를 살짝 바른 뒤 자기 속눈썹 위에 꾹꾹 눌러가며 붙인다. 접착제가 번져 나오면 면봉으로 닦아내고, 원래 속눈썹과 붙인 속눈썹 사이의 빈 공간은 리퀴드아이라이너로 꼼꼼하게 메운다.

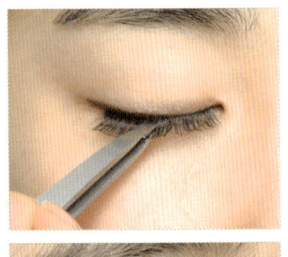

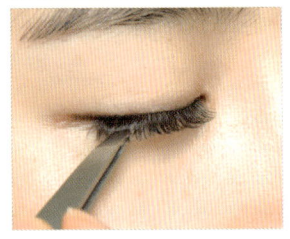

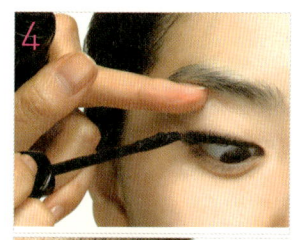
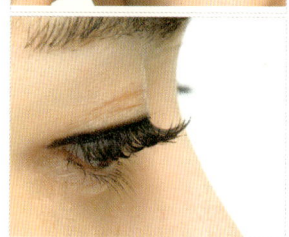

4 마스카라 바르기

속눈썹이 처지지 않도록 뷰러로 다시 한 번 컬링하고 마스카라를 발라주면 속눈썹 붙이기 완성!

tip. 가운데 동공 부분에만 속눈썹을 붙이면 마치 서클렌즈를 낀 것처럼 눈동자가 커 보인다. 눈 길이가 짧다면 눈 뒤쪽으로 길게 붙여 뒤트임 효과를 줄 수 있다.

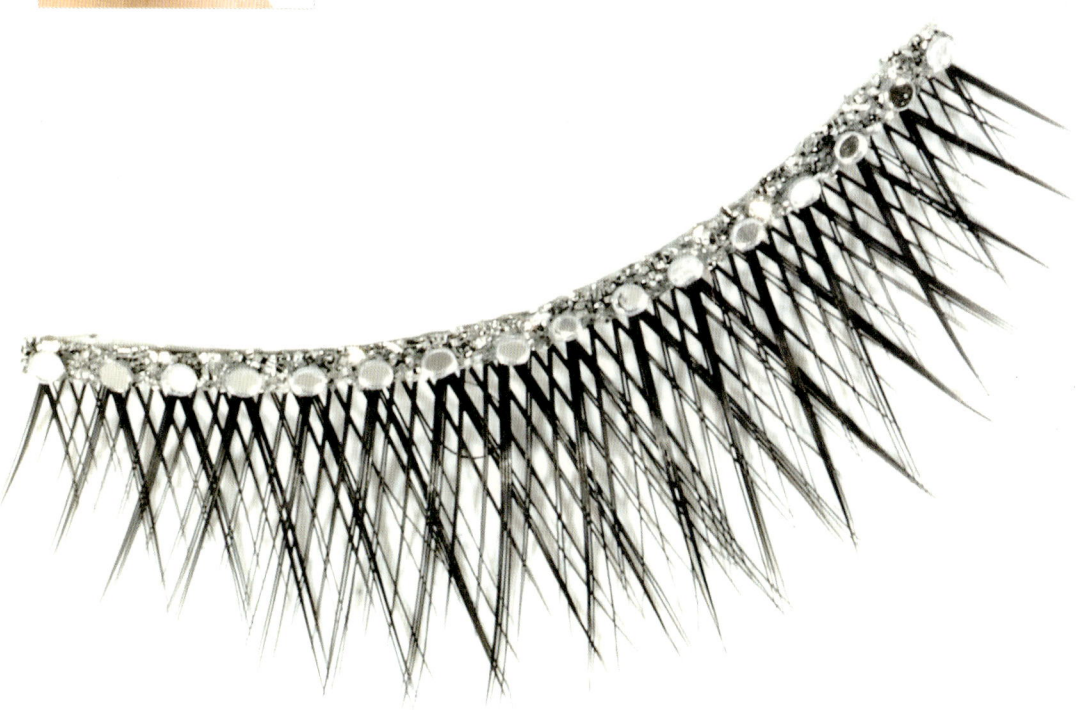

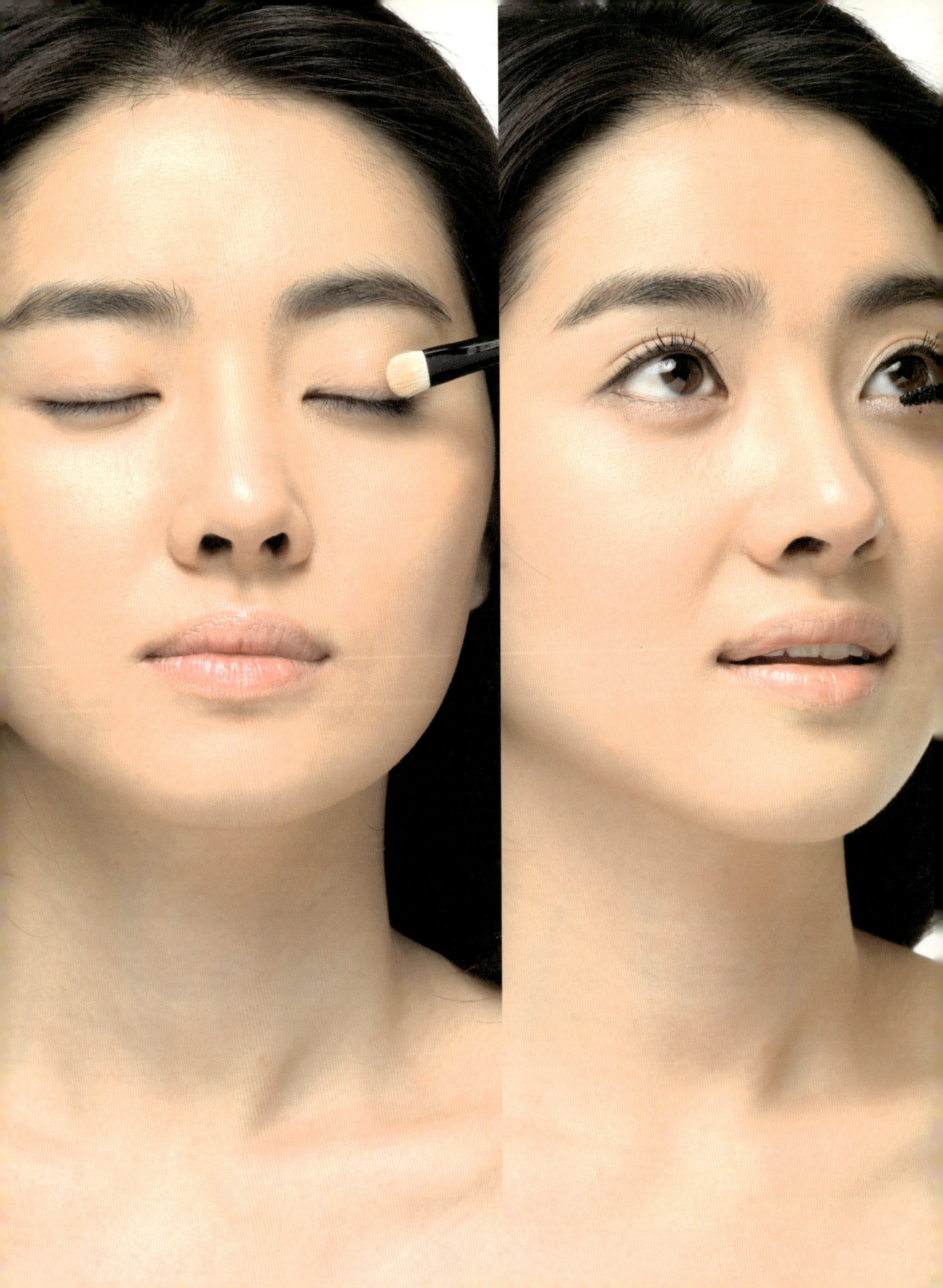

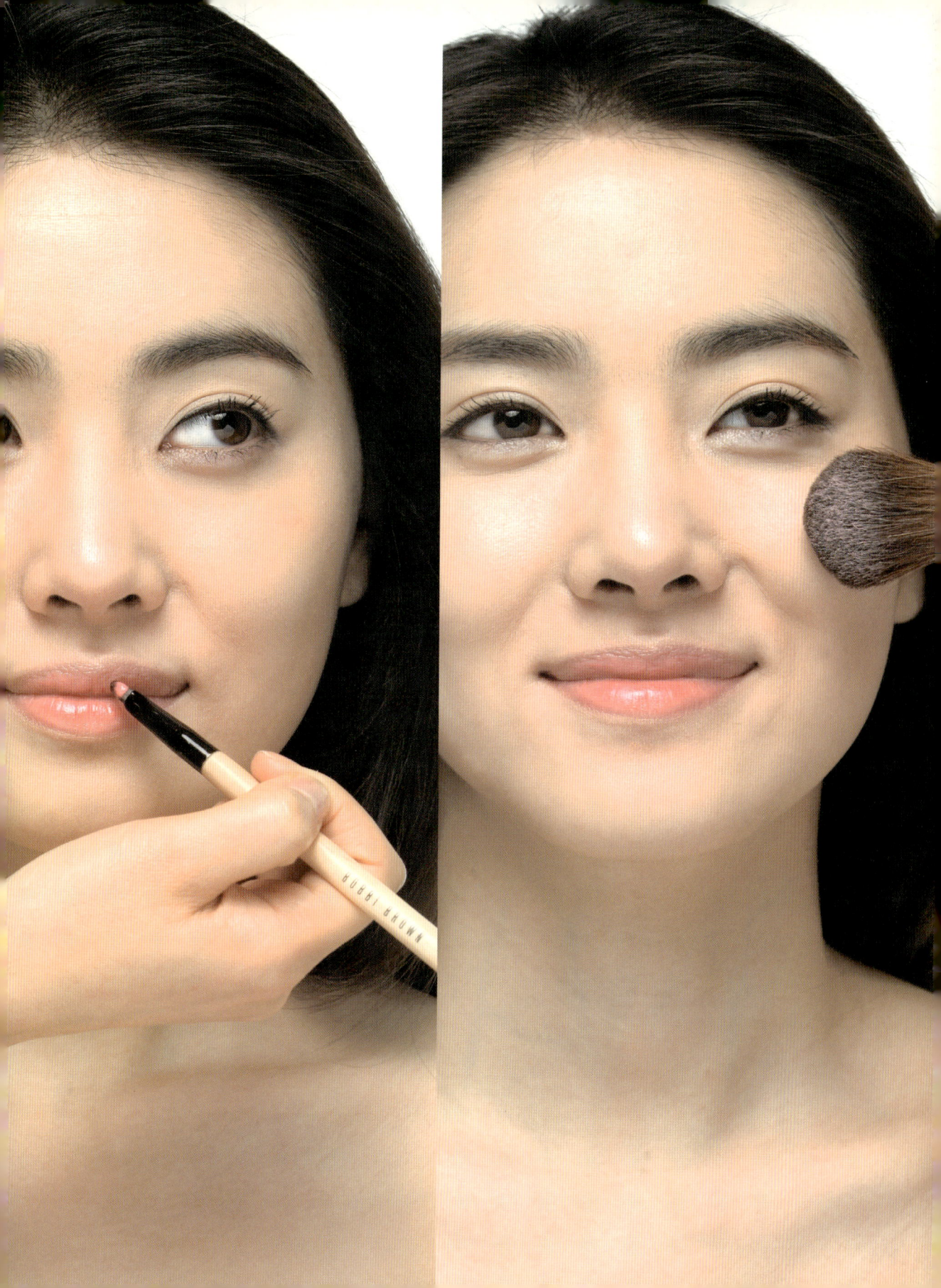

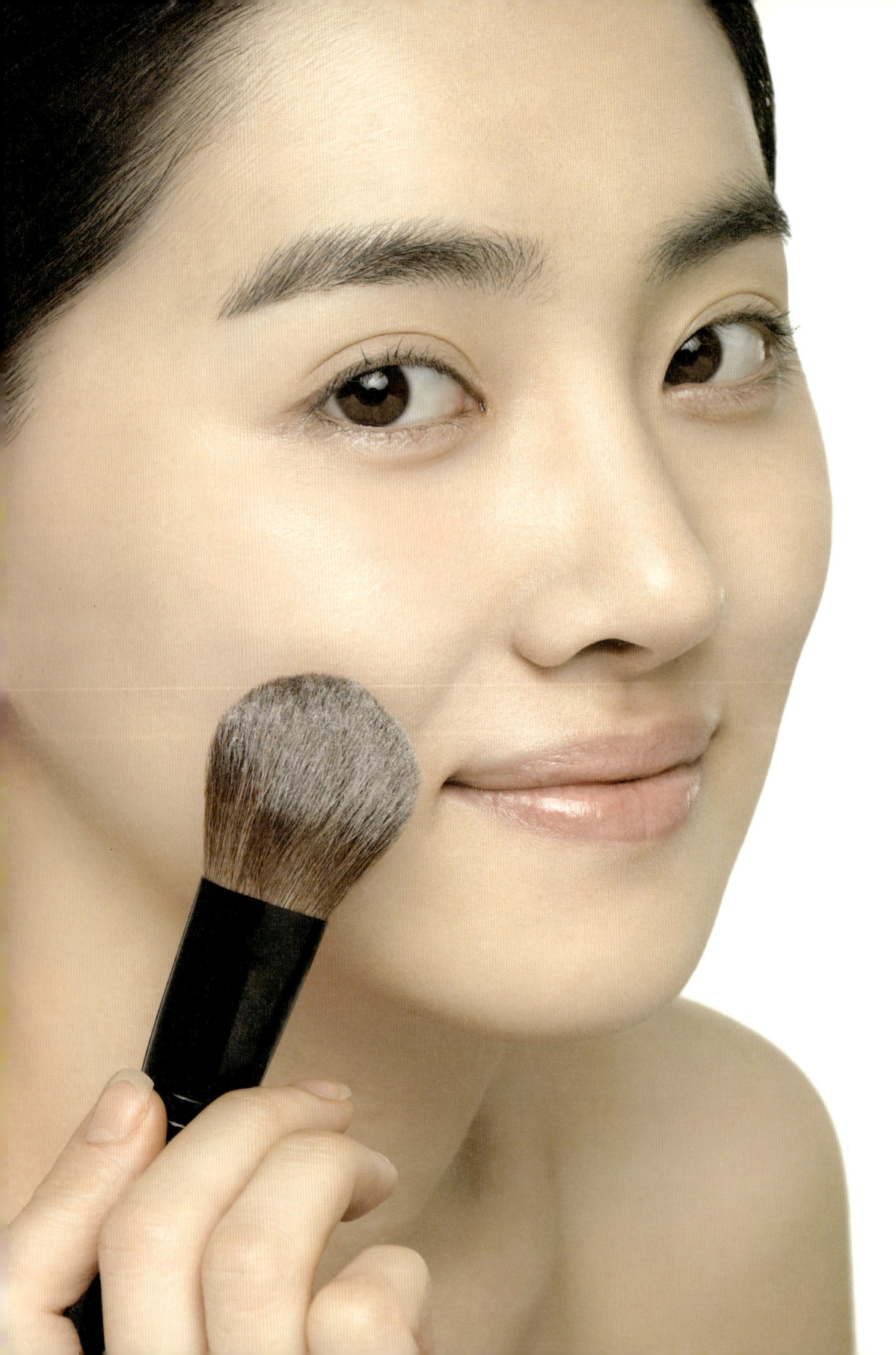

너희가 브이라인의 비애를 아느냐?

마시면 브이라인이 된다고 광고하는 음료, 턱선을 따라 굴리면 브이라인이 된다는 미용 기구, 언젠가부터 미인의 얼굴형은 당연히 브이라인이 되었다. 하지만 격한 브이라인을 가진 사람들은 오히려 볼살이 통통한 사람들을 부러워한다.

볼살이 없으면 팔자주름이 도드라져 실제보다 나이가 들어 보인다. 비극은 여기서 끝나지 않는다. 볼살 없는 사람의 대부분은 눈두덩도 얇아 안구의 실루엣이 그대로 드러난다. 이렇게 눈두덩이 움푹 패어 있으면 늘 피곤해 보이고, 왠지 신경질적인 사람일 것 같다는 부정적인 인상을 준다.

가슴만 빼고 다이어트가 되지 않듯이 얼굴만 살찌우기도 너무너무 어렵다. 어두운 컬러의 옷을 입었을 때 좀 더 날씬해 보이고 밝은 컬러의 옷을 입으면 몸집이 커 보이는 것처럼, 베이스를 밝게 해주는 것이 포인트다. 두 가지 톤의 파운데이션과 하이라이터만으로 간단하게 볼살 빵빵한 동안으로 거듭나보자.

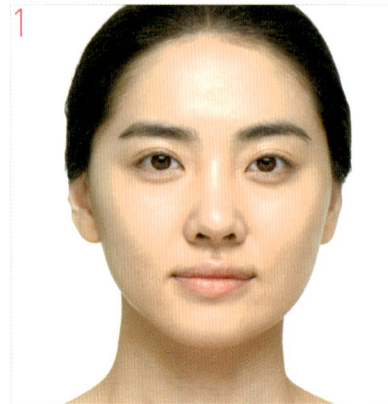

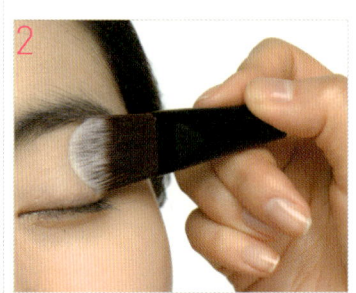

1 피부색에 가까운 파운데이션을 얼굴 전체에 바른다.

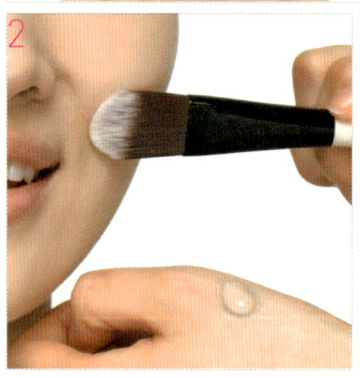

2 1에 바른 파운데이션보다 한 톤 밝은 파운데이션을 꺼진 볼, 팔자주름, 눈두덩에 덧바른다. 두 파운데이션의 컬러가 다르기 때문에 경계선이 생기지 않도록 경계선 부위를 손으로 톡톡 두드려 준다.

tip. 한 톤 밝은 파운데이션을 얼굴의 꺼진 부분에 발라주면 그 부분이 솟아 보이는 효과가 있다.

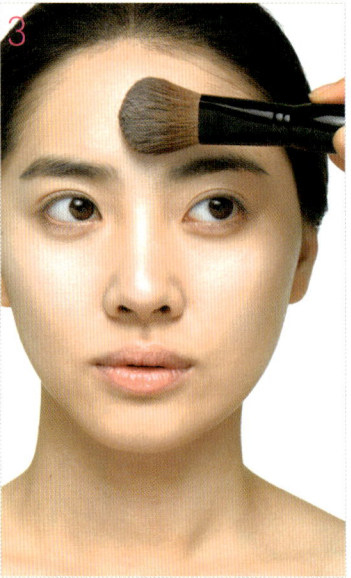

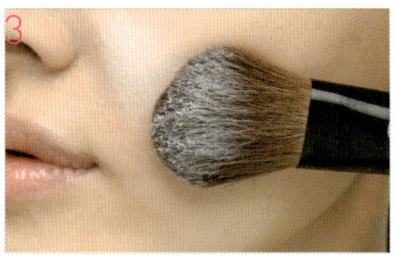

3 2번의 부위에만 파우더 대신 하이라이터를 발라 입체감을 더해준다.

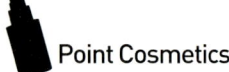 **Point Cosmetics**

바비브라운 스킨파운데이션
클리오 아트 하이라이터 1호 펄화이트

동안을 원한다면 하이라이터를 켜라!

동양인의 얼굴은 평면적인 느낌이 강해서 밋밋해 보이기 쉽지만 하이라이터를 바르면 2D 가 3D로 변하는 놀라운 경험을 할 수 있다. 하이라이터는 한마디로 미세한 펄 덩어리이다. 얼굴 전체에 바르면 너무 반짝거려서 부담스러울 수 있으므로 볼륨감을 주고 싶은 부위에 만 발라준다. 펄이 함유된 것과 아닌 것, 컬러도 화이트부터 핑크, 골드 등 다양한 컬러가 있는데 하이라이터를 처음 사용하는 사람이라면 다용도로 활용 가능한 화이트 펄하이라이터 를 써보기 바란다.

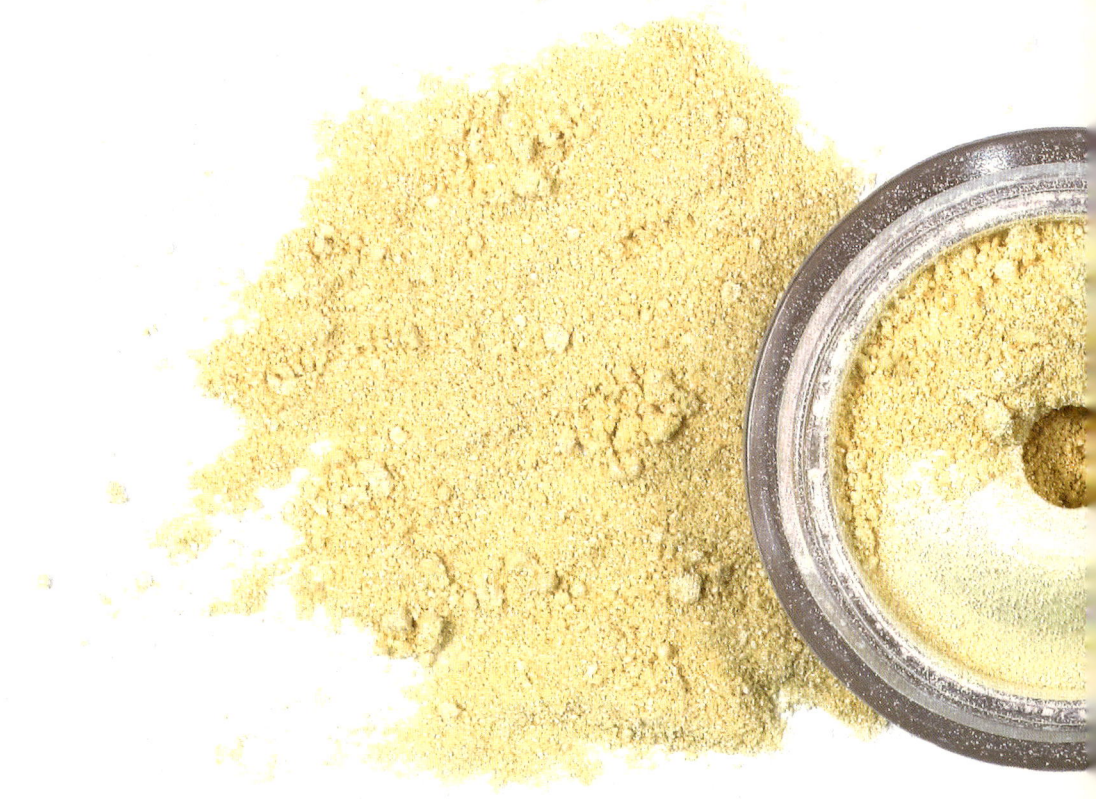

2009년에 박지윤-최동석 아나운서의 웨딩 메이크업을 담당했었다. 지윤이가 나에게 먼저 부탁을 하기도 했지만 엄마가 딸을 시집보내는 심정으로(?) 내가 직접 메이크업을 해주고 싶기도 했다. 한창 그녀가 활동하던 그때, 함께 예능 프로그램을 진행하던 MC들이 박지윤 아나운서의 넓은 어깨를 많이 놀리곤 했는데(나는 그녀의 어깨가 절대! 넓다고 생각하지 않지만) 사실 그녀는 그것보다 푹 패인 볼이 더 고민이었다. 그런데 박지윤 아나운서의 웨딩 사진이 공개되고 난 뒤 그걸 보고 나를 찾아온 예비신부들이 무척 많았다. 박지윤 아나운서가 원래는 볼살이 정말 없는 편인데 사진을 보니까 통통하게 나왔더라며, 자기도 그렇게 웨딩메이크업을 해달라고 찾아온 것이다. 그중 한 분은 볼살은 둘째치고 눈이 너무 퀭해서 안쓰러울 지경이었다. 그래서 농담 삼아 "고객님, 예약 전날에는 라톡스 좀 맞고 오세요" 했더니 라톡스가 뭐냐고 물으셨다. "라면 먹고 자면 눈이 통통 붓잖아요. 그게 라톡스예요!" 하고는 둘이 한참을 웃었던 기억이 난다.

메이크업 아티스트 입장에서는 얼굴에 살이 좀 있어야 메이크업 하기가 편하고 더 다양한 이미지를 만들어낼 수 있다. 먹어도 먹어도 뱃살만 늘고 볼살은 찌지 않아 고민이라면 베이스 메이크업을 밝게 하는 것만으로도 꽤 효과를 볼 수 있다.

볼살이 찌지 않아 고민이라면 베이스 메이크업을 밝게 하는 것만으로도 꽤 효과를 볼 수 있다.

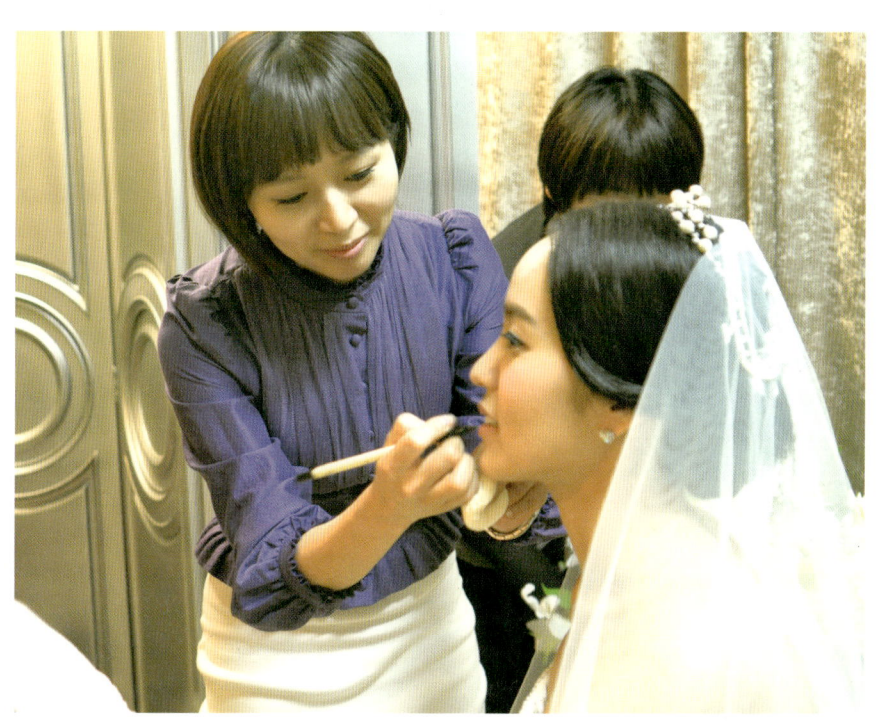

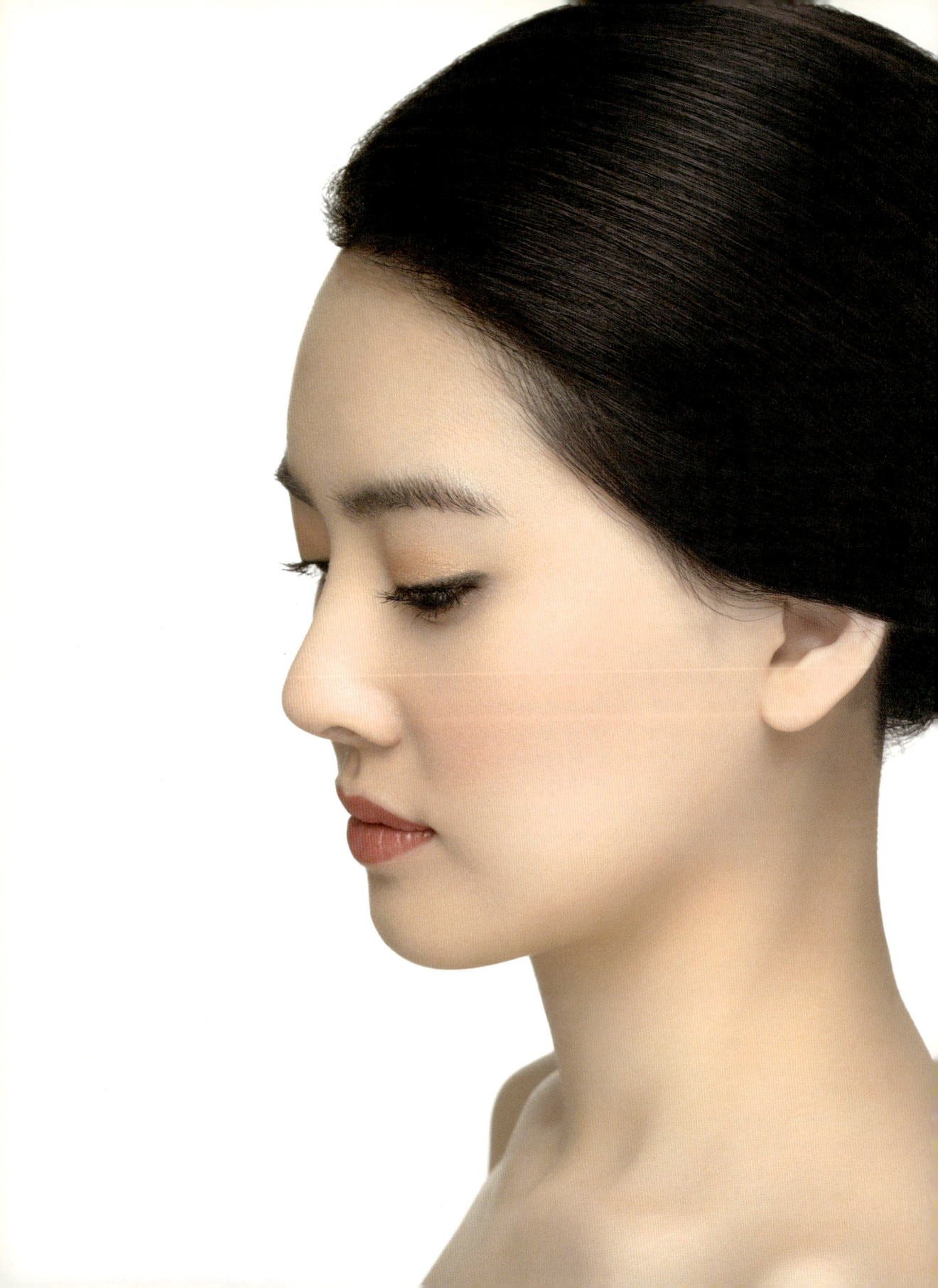

나도 어른인데
맨날 애 취급이야!

요즘은 나이보다 어려보이는 '동안'을 선호하지만 나이보다 어리게 봐서 속상한 사람도 많다. 갓 회사에 입사한 신입사원이 동안이기까지 하면 막내 타이틀을 벗어나기가 쉽지 않다. 막내라고 귀여움 받을 때의 행복함은 잠시, 온갖 자잘한 업무에 상사들의 잔심부름까지 마구 쏟아진다. 한두 살 차이밖에 안 나는 선배들까지 "○○씨 너무 애기 같아~" 하며 지나칠 정도로 편하게 대하면 이건 뭐 말도 못하고 속으로 끙끙 앓을 수밖에.
"동안이시네요"를 하도 많이 들어서 노이로제에 걸릴 정도라면, 성숙해 보이는 외모를 갖고 싶다면, 짙은 컬러의 립스틱으로 동안에서 벗어나보자.

평소보다 좀 더 성숙한 느낌을 주기 위해 매트한 느낌의 파운데이션을 선택하여 얼굴 전체에 꼼꼼하게 발라준다. 눈썹은 갈매기 모양으로 얇고 각지게 그린다.

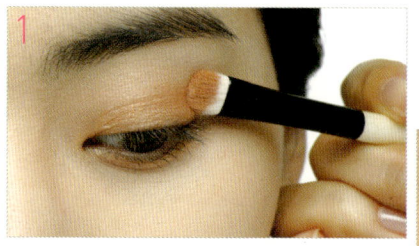

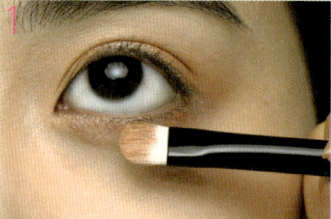

1 골드브라운 아이섀도를 눈두덩과 애교살에 발라준다.

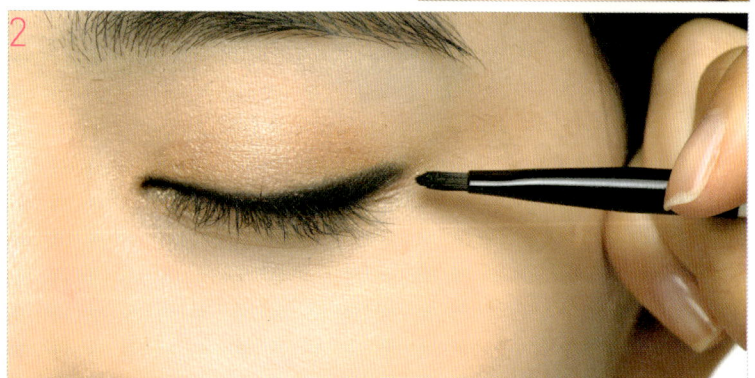

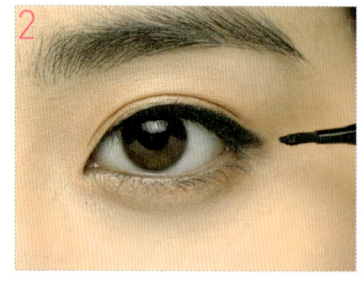

2 단순히 나이 들어 보이는 메이크업이 아니라 당찬 커리어우먼의 느낌을 주기 위해 끝을 살짝 올려서 아이라인을 그린다.

tip. 보통 눈이나 입술 한 곳에 컬러 포인트를 주는데, 성숙한 느낌을 주기 위해 두 군데 모두 컬러감을 준다.

3 사용할 립스틱과 비슷한 컬러의 립라이너로 입술 라인을 그린다. 여기서는 레드 립라이너를 사용했다.

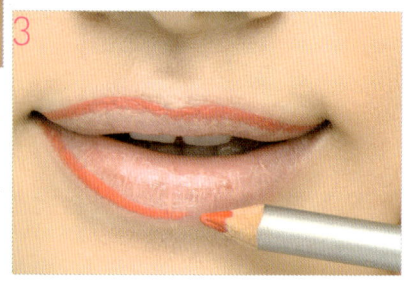

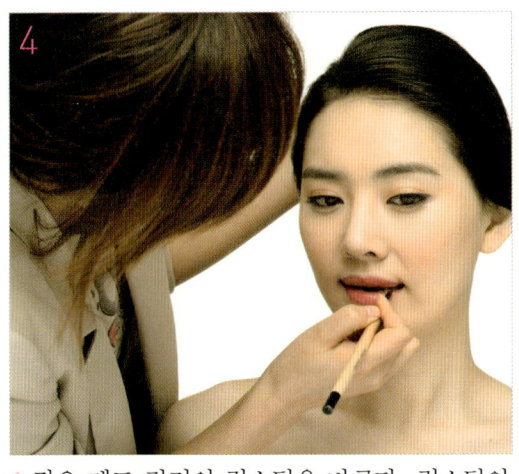
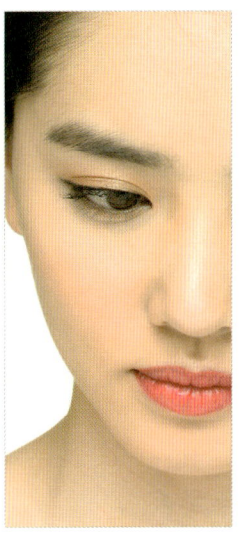

4 짙은 레드 컬러의 립스틱을 바른다. 립스틱의 컬러가 어두울수록 좀 더 카리스마 있는 이미지를 줄 수 있다.

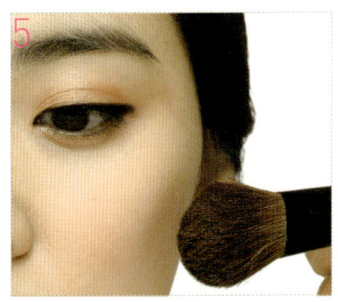

5 블러셔를 바르는 위치는 조금 다르다. 피치빛 블러셔를 애플존 아래쪽으로 발라 차분한 느낌을 더한다.

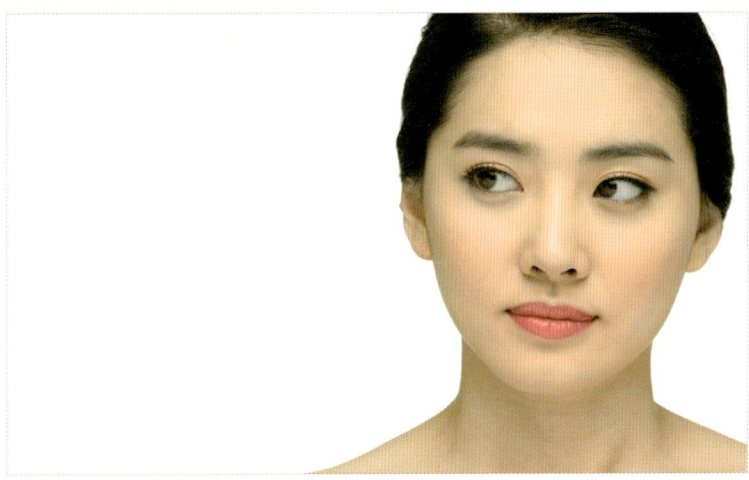

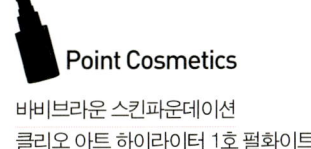

Point Cosmetics

바비브라운 스킨파운데이션
클리오 아트 하이라이터 1호 펄화이트

고객을 대하는 직업을 가진 내게 어려 보이는 것은 결코 업무에 도움이 되지 않았다. 자기들이 보기에 어려 보이면 당연히 경력도 짧을 거라 생각하고 나를 무시하듯 대하는 고객들이 많았다. 그래서 실제로 어렸던 이십대 때는 지금보다 메이크업도 더 진하게 하고 헤어스타일도 늘 짧은 커트머리를 고수했다. 그때 찍은 사진을 보면 지금보다 나이가 더 많아 보인다. 나를 꾸미는 것보다는 커리어우먼의 이미지를 고객들에게 각인시키는 것이 더 중요했던 게 나의 이십대였다.

이제 막 회사에 들어간 사회초년생들도 그때의 내 마음과 크게 다르지 않을 것이다. 너무 어려 보이면 무시당할까 봐 일부러 정장을 갖춰 입고 갔는데 사람들이 엄마 옷 입고 온 거냐고 말할 때의 그 좌절감이란…… 단지 정장이 어울리지 않아서라기보다는 메이크업, 헤어과의 삼박자가 조화롭지 못했기 때문일 것이다. 웨이브펌이나 뱅스타일의 앞머리는 더 어려 보일 수 있으므로 보브단발이나 커트스타일을 추천한다. 디테일이 많은 옷 대신 심플한 패션, 레이어드룩은 피하고 기본아이템 위주로 입도록 한다. 컬러감 있는 메이크업으로 또렷하고 도도해 보이는 인상을 주는 것이 중요하다.

눈썹의 두께는 동안지수와 반비례한다. 눈썹을 최소한으로만 다듬어서 도톰한 눈썹으로 그리면 어려 보이고, 얇고 각지게 그리면 나이 들어 보인다. 아이라인은 끝을 살짝 올려서 그리고 섀도 컬러는 두 가지 이상 쓰지 않도록 한다. 립라인을 먼저 그려주면 립스틱을 바르기가 편하고, 시간이 지나도 잘 번지지 않는다. 립스틱은 핑크나 오렌지 등의 파스텔톤 대신 짙은 레드나 와인 컬러를 바르도록 한다. 만약 짙은 컬러의 립스틱이 어울리지 않거나 부담스럽다면 짙은 컬러의 립글로스로 대신할 수 있다.

눈썹의 두께는 동안지수와 반비례한다.

눈썹 정리하기

눈썹이 너무 진하거나 모발이 굵어 진해보일 경우 눈썹칼을 이용해 아랫부분의 지저분한 부분을 정리하고, 트위저를 사용해 눈썹숱이 많은 곳을 군데군데 뽑아 정리하면 예쁜 모양을 유지할 수 있다. 트위저를 사용해 눈썹을 뽑을 경우 더운물로 샤워하거나 목욕한 직후에 뽑으면 모공이 열려 있어 덜 아프다. 스크류브러시로 눈썹을 아래로 빗은 뒤 삐져나오는 눈썹모를 가위로 잘라주면 눈썹 정리 끝!

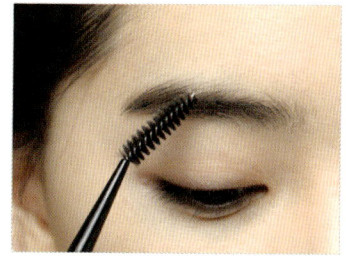 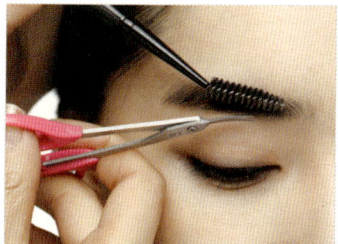 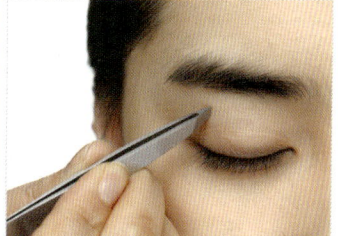

tip. 눈썹 컬러는 모발색과 눈동자색, 피부색 등을 고려하되 모발색과 비슷한 색으로 맞추는 것이 가장 자연스럽다. 모발 컬러보다 밝은 경우 얼굴이 부어 보이고 커 보이기 때문에 모발 컬러보다는 한 톤 정도 어두운 것을 선택하면 안정감 있어 보인다. 여성들은 헤어를 브라운 계열로 염색하는 경우가 많은데, 이때 눈썹도 너무 밝지 않은 브라운톤으로 함께 염색해 주면 좀 더 조화를 이루게 된다.

눈썹 자연스럽게 그리기

1 눈썹의 위 라인을 에보니 펜슬로 터치하여 한 올 한 올 심는 느낌으로 눈썹산을 만들어 눈썹 맨 끝부분까지 이어준다.

2 눈썹의 아래 라인을 그린다. 눈썹의 각도를 잘 조절해야 하는데 윗산과 똑같은 위치에서 아랫산이 꺽이는 부분을 정해준다.

3 스크류브러시로 경계진 부분을 골고루 빗어주면 좀 더 자연스러워 보인다.

4 마지막으로 브라운 섀도를 브러시에 묻혀 빈 곳을 메워주면 자연스러운 눈썹이 완성된다.

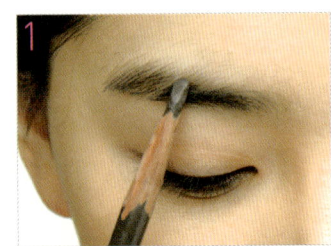
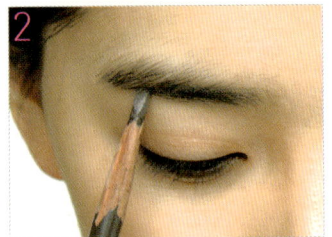
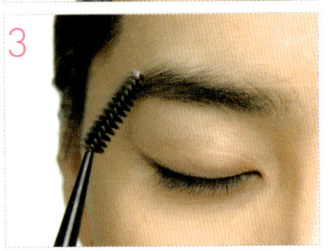
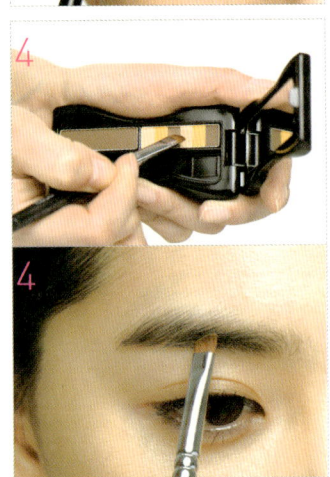

tip 원래의 눈썹색이 너무 진해서 어떤 메이크업을 해도 어울리지 않는 사람이 있다. 이럴 때는 팩트를 스크류브러시에 묻혀 눈썹결을 따라 빗어주면 눈썹색이 조금 옅어진다. 밝은 컬러의 눈썹 전용 마스카라로 빗어주는 것도 같은 효과가 있다.

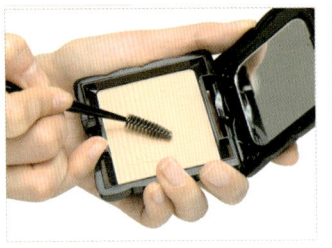
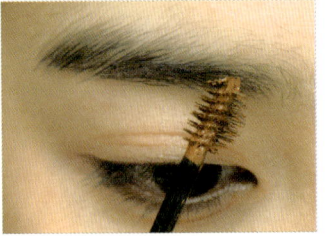

얼굴 특징에 따라 어울리는 눈썹 모양

넓은 이마 이마가 넓은 경우는 윗눈썹 솜털부분을 살려 최대한 자연스럽고 도톰하게 그려 이마가 좁아보이도록 그려준다.

네모난 얼굴 눈썹을 길게 그리고 눈썹산이 각지도록 그린다.

역삼각형 얼굴 우아하고 여성스러운 이미지를 연출해주는 둥근 눈썹이 잘 어울린다. 역삼각형의 얼굴에 최대한 둥글게 눈썹을 그려주면 뾰족한 턱으로 인한 날카로운 인상을 부드러워 보이게 한다. 눈썹 앞머리부분을 살짝 내려 그리고 눈썹산 끝부분부터 꼬리까지 아치형으로 둥글게 이어 그린다.

동그란 얼굴 눈썹을 일자로 그리면 더욱 동그랗게 보일 수 있으니 눈썹을 살짝 올려 일자갈매기형 눈썹을 만들어준다. 여기에 눈썹을 좀 더 각지게 그리면 얼굴이 훨씬 샤프해 보인다. 눈썹 앞머리부분은 브라운 컬러의 펜슬이나 섀도를 이용해 연하게 그리고, 꼬리 부분으로 갈수록 얇고 진하게 그려준다. 그래야 인상이 또렷해 보인다.

긴 얼굴 갸름한 얼굴형인 사람에게는 일자형 눈썹이 잘 어울린다. 이때 너무 진한 컬러로 얇고 강하게 그릴 경우 얼굴이 더 길어 보이고 예민해 보일 수 있다. 브라운 컬러의 섀도로 눈썹에 살짝 색을 얹어 주는 느낌으로 한 올 한 올 심듯이 메워 가면서 일자로 그리면 자연스런 눈썹이 연출된다.

립스틱 발색력 높이기

어릴 때 엄마 화장대에서 몰래 발라본 화장품, 그 첫 번째는 아마 립스틱이었을 것이다. 립스틱을 바르면 마치 어른이 된 것 같아서 소꿉놀이를 할 때면 늘 엄마 립스틱을 바르고 엄마 흉내를 내곤 했던 기억, 다들 있지 않을까? 립스틱이야말로 소녀를 여자로 만들어주는 가장 간단한 소품인 것 같다.

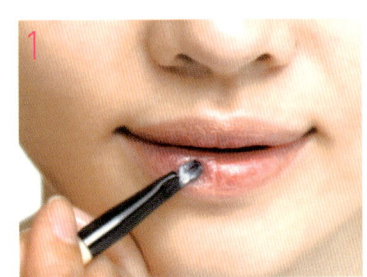

1 얼굴에 바르고 남은 파운데이션을 입술에 발라 원래 입술색을 감추고, 립밤을 발라 입술을 부드럽게 만들어준다.

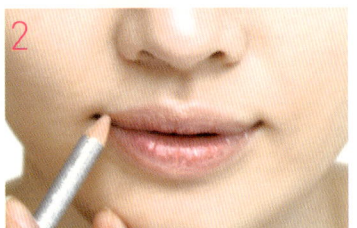

2 누드톤의 립라이너로 불분명한 입술 경계선을 깔끔하게 정리한다.

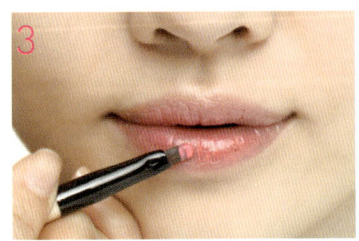

3 립스틱 채로 바로 바르지 말고 브러시에 묻혀 전체적으로 균일하게 바른 뒤 입술 중앙에만 한 번 더 발라 입체감을 준다.

피부색에 따른 립 컬러 선택법

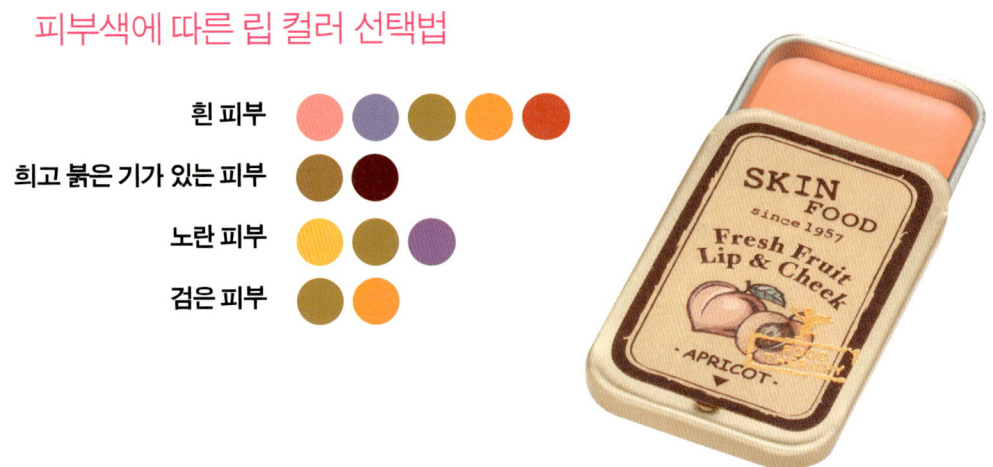

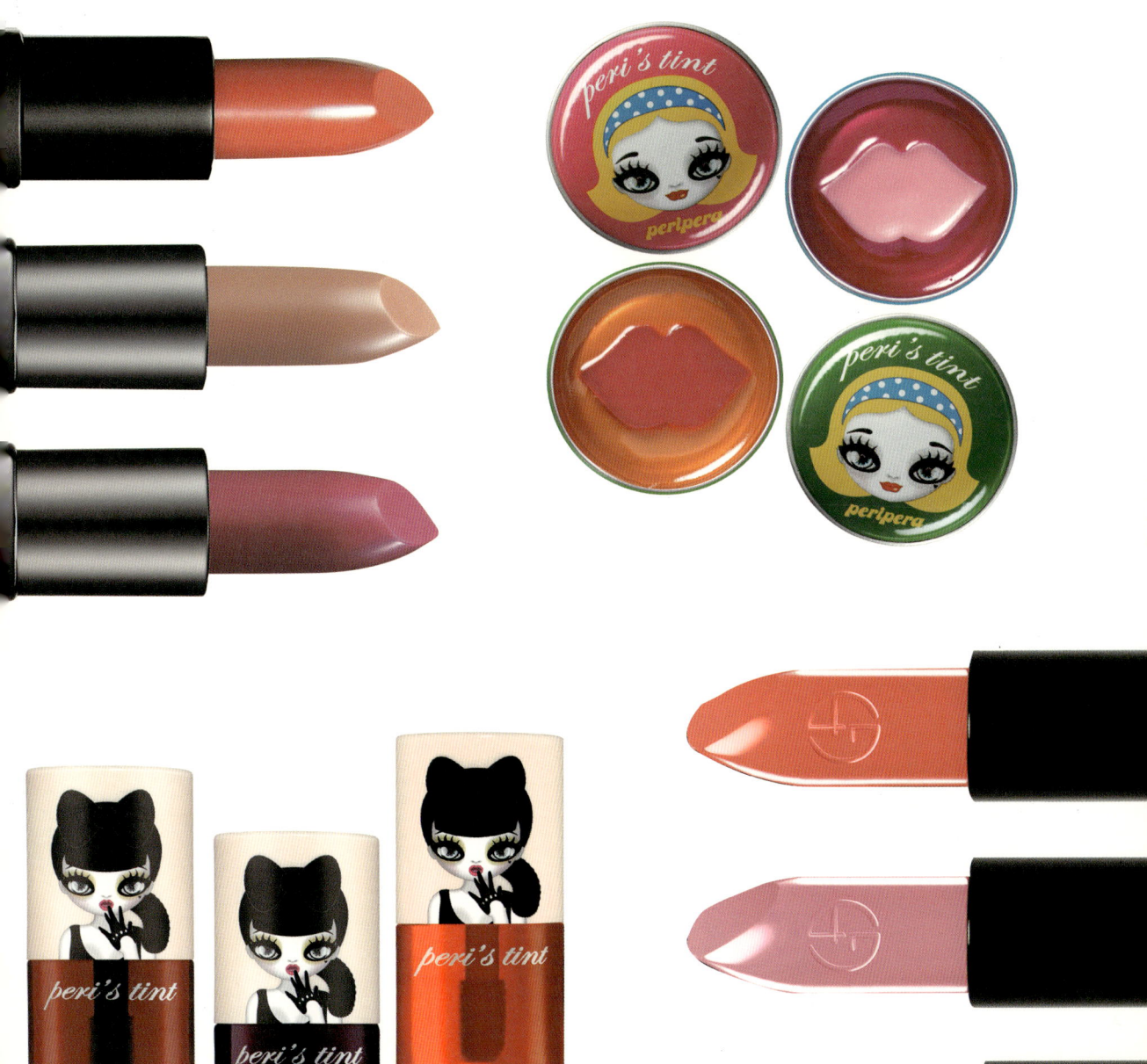

제품 몇 개로 끝내는
스피드 메이크업

광고나 화보 촬영을 하다보면 야외에서 작업하는 경우가 많다. 특히 광고는 인적이 드문 외진 곳에서 촬영하는 경우가 종종 있는데, 이때는 스텝들이 메이크업 키트를 따로 챙겨서 나간다. 그런데 급하게 챙기다 보면 꼭 뭔가 하나씩 빠뜨리고 오게 된다. 언젠가 현장에서 키트를 열었는데 오, 마이, 갓! 내추럴한 피부 표현에 없어서는 안 될 리퀴드파운데이션이 없는 것이다. 키트에 들어 있는 건 스틱파운데이션과 컨실러 뿐이었다. 촬영 시간은 얼마 안 남았고 메이크업 시간이 지연되면 촬영 전체가 늦춰지는 상황. 이럴 땐 안 되는 걸 되게 해야 한다. 나는 재빨리 한쪽 구석에서 리퀴드파운데이션을 만들기 시작했다. 방법은 간단하다. 소량의 수분크림과 스틱파운데이션을 섞어서 리퀴드파운데이션의 텍스처로 만드는 것이다. 그렇게 후다닥 만든 리퀴드파운데이션으로 메이크업을 무사히 마칠 수 있었다.

이렇듯 우리는 살다 보면 수시로 돌발 상황에 맞닥뜨리게 된다. 그렇다고 주저앉아 손 놓고 있을 수만은 없는 노릇 아닌가. 저녁에 갑자기 약속이 생겼는데 집에 가서 다시 메이크업을 하고 나올 수는 없다. 그래서 우리가 늘 들고 다녀야 하는 것이 바로 파우치다. 하지만 파우치 안에 모든 화장품을 다 가지고 다닐 수는 없다. 필요한 제품이 없어도 한 가지 제품을 여러 용도로 활용한다면 메이크업은 충분히 할 수 있다. 없는 제품 찾지 말고 번뜩이는 아이디어로 스피드 메이크업을 해보자.

파우더, 핑크 립스틱, 블랙 섀도만으로도 메이크업은 가능하다!

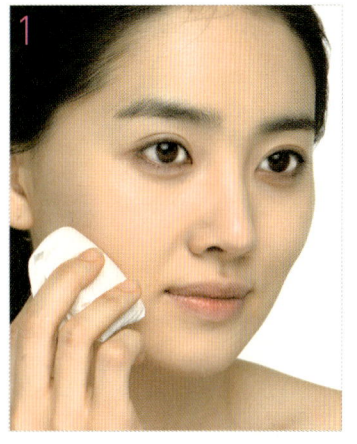

1 먼저 번들거리는 유분을 걷어내야 한다. 기름종이가 있다면 기름종이로, 없다면 파우더 안에 있는 퍼프에 티슈를 감싼 뒤 얼굴에 살살 눌러서 유분을 제거한다. 유분이 특히 많이 나오는 눈썹과 티존 부위에만 파우더를 덧바른다.

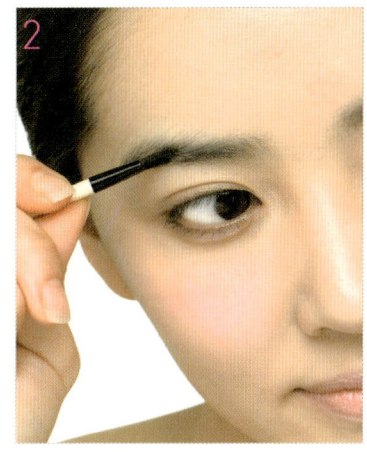

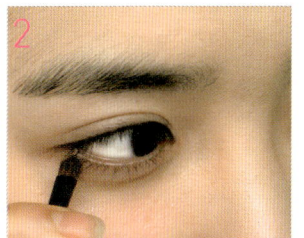

2 반쯤 지워진 눈썹은 블랙 아이섀도로 메워준다. 블랙 아이섀도의 활약은 계속된다. 눈 아래쪽 점막에 최대한 가깝게 발라주면 선명한 눈매를 만들 수 있다.

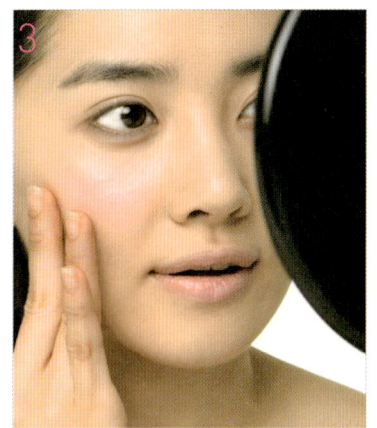

tip. 회사 책상서랍 한 구석에 기름종이, 파운데이션 샘플, 저렴이 립글로스, 트위저를 구비해 놓도록 하자. 아주 요긴하게 쓰일 것이다.

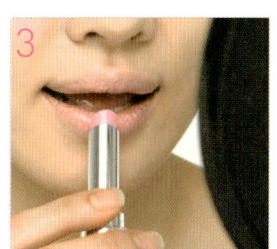

3 핑크색 립스틱을 입술에 바른 뒤 손가락에 묻혀 애플존에도 동그랗게 비벼서 발라주면 '긴급 러블리메이크업'이 완성된다.

잊지 말자, 데일리 파우치

팩트 마스카라 펜슬아이라이너 블러셔 립글로스
언제 약속이 생길지 모르니까 파우치 속에 매일 가지고 다니면 좋을 아이템들이다. 펜슬아이라이너 대신 블랙섀도, 립글로스 대신 촉촉한 립스틱을 준비해도 좋다. 부피도 많이 차지하지 않아서 가볍게 가지고 다닐 수 있다.

권선영의 파우치

잠깐 외출할 때는 미니 파우치를, 여행을 가거나 중요한 일이 있을 때는 퍼펙트 파우치를 준비한다. 퍼펙트 파우치 속에 미니 파우치를 넣어 다니면서 잠깐 나갈 때 미니 파우치만 쏙 빼서 들고 나가면 아주 편리하다.

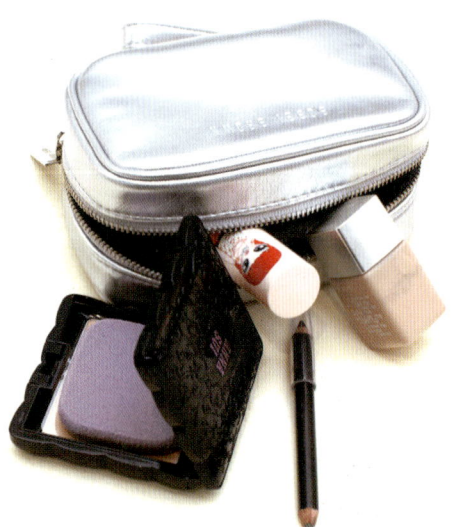

미니 파우치
팩트 파운데이션 아이라이너 겸 아이브로펜슬 립글로스

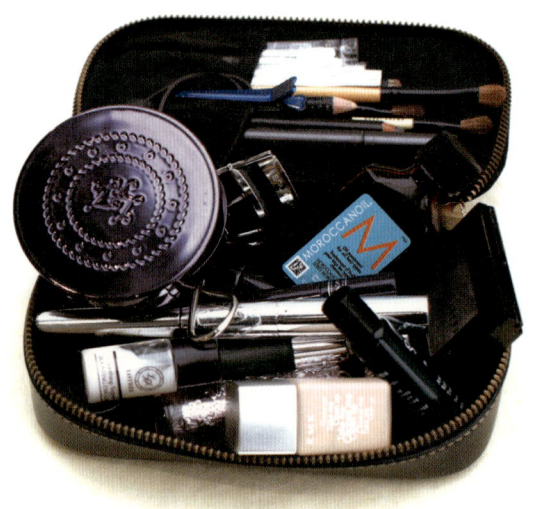

퍼펙트 파우치
파우더 파운데이션 아이브로펜슬 립글로스 뷰러 브러시 스킨 로션 수분크림 헤어오일 컨실러 아이라이너 아이섀도 마스카라 미니향수 면봉 고무줄 헤어핀

메이크업 제품 또한 미니어처를 잘 활용해 파우치를 만들어 보자!

여행을 계획 중이라면
화장품 샘플을 미리 구해놓자!

사나흘 정도로 단기 여행을 떠날 때는 보통 여기저기서 받았던 화장품 샘플을 챙겨가기 일쑤다. 하지만 평상시에 쓰던 제품들을 가지고 가는 것이 더 좋다. 여행지에서는 물도 바뀌고 환경도 바뀌기 때문에 우리 몸이 예민해져서 얼굴에 트러블이 생길 수 있는 요인들이 더욱 많아지기 때문이다. 이럴 때 평소 쓰지 않던 제품을 사용할 경우 트러블이 생길 확률이 훨씬 높아진다. 기초 제품과 클렌징 제품은 되도록 평소에 쓰던 제품의 샘플을 받아서 가지고 가도록 한다. 얼굴뿐만 아니라 바디 역시 평소에 쓰지 않던 제품을 쓰게 되면 트러블이 생기는 경우가 많다. 민감성 피부라면 미리 여행용 키트를 준비해 두었다가 여행을 갈 때마다 가지고 다니는 것이 좋다. 피부 표현에 필요한 파운데이션이나 비비크림, 팩트 등은 평소에 사용하던 제품을 가져가되, 아이섀도나 립 제품의 경우 비비드한 컬러나 시도해보지 않았던 트렌디한 컬러에 도전해보자. 오늘만 보고 안 볼 사람들! 여행지에서만큼은 좀 더 과감해져보자.

tip. 화장품 샘플은 파우치를 위해 존재하는 게 아닐까? 집에서 쓰는 제품을 가지고 다니려면 무겁기도 하고 어디엔가 흘리고 오기 일쑤다. 샘플 달라고 말하기가 부끄러워서 그냥 냉큼 계산만 하고 온다면 그건 괜히 혼자만 손해 보는 것이다. 사실 화장품 가격에는 샘플 제작비용이 포함되어 있기 때문이다. 화장품을 살 때 샘플 받는 것을 잊지 말자.

메이크업 아티스트 권선영이 직접 써보고 추천하는 메이크업 제품 BEST 15

메이크업 아티스트로 일하다 보니 화장품 브랜드의 마케팅 담당자들이 찾아와 메이크업 제품을 주면서 홍보를 부탁하는 일이 많다. 덕분에 정말 엄청나게 다양한 제품들을 써보게 되는데, 그중에서도 나를 감탄하게 만든 고성능의 제품들만 여기 모았다. 아래 제품들은 실제로 내가 메이크업을 할 때 사용하는 제품들이며 메이크업 받는 분들의 만족도 또한 무척 높았던 제품들이다. 만족도의 차이는 있겠지만 한번쯤 사용해봐도 후회하지 않을 것이다.

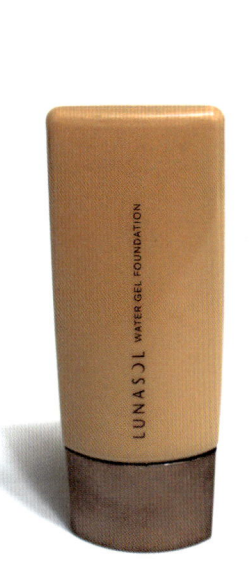

바비브라운 브로우키트
눈썹키트. 눈썹 다듬기부터 눈썹 그리기까지 한 번에 OK!
휴대하기에 좋고 눈썹메이크업을 수정하기에 편리하다.

루나솔 워터젤파운데이션
피부를 수분으로 코팅해주는 촉촉한 파운데이션.
수분 함량이 무려 65%로 피부가 건조한 사람에게 적극 추천한다.

이니스프리 노세범 미네럴 파우더
얼굴의 유분기를 쫙 잡아주는 기특한 제품.
티존은 물론 쌍꺼풀 라인이나 눈 주위 메이크업 번짐을
예방하는 효과가 있다. 착한 가격은 보너스.

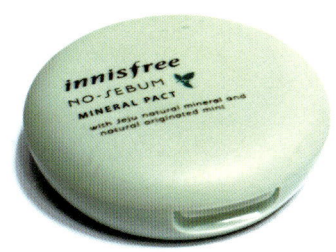

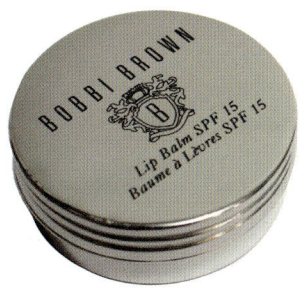

바비브라운 립밤
바르는 즉시 촉촉함이 느껴지며 지속력 또한 뛰어나다.
저렴이부터 비싼 제품까지 좋다는 립밤은 다 써 봤지만 입술 보호로는
이 제품이 최고인 듯. 게다가 자외선 차단 효과까지!

RMK 스무딩 폴리쉬드 베이스
일명 에그필러로 삶은 달걀처럼 매끈하고 탱탱한 피부를
원하는 사람에게 강추! 바름과 동시에 매끈해지는 피부를 만져보며
아마 깜짝 놀랄 것이다.

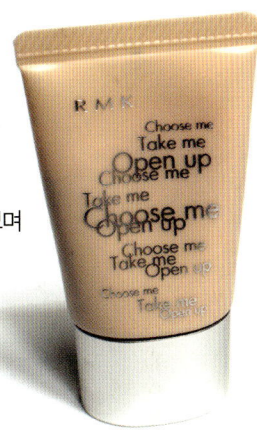

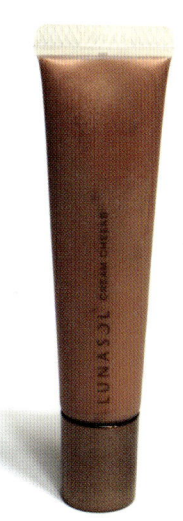

루나솔 크림블러셔
피부가 건조하거나, 가루블러셔를 바르면 들뜨는 사람에게는
크림블러셔를 적극 추천한다. 블러셔 자체가 아주 촉촉하기 때문에
스킬이 부족한 사람도 슥슥 쉽게 바를 수 있다.

바비브라운 뷰러
동양인의 눈매에 맞춘 완만한 곡선의 뷰러가 눈에 잘 밀착되어 속눈썹 전체가
고르게 컬링된다. 속눈썹 끝 부분까지 퍼펙트한 컬링을 경험할 수 있다.

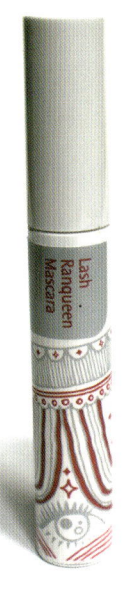

아리따움 래쉬 랭퀸 마스카라 스마트 픽서
마스카라 전에 바르면 베이스 마스카라 역할을 해주고,
마스카라 뒤에 바르면 번짐과 눈썹 처짐을 예방할 수 있다.
마스카라 번짐 때문에 고민이라면 꼭 한 번 사용해 볼 것.

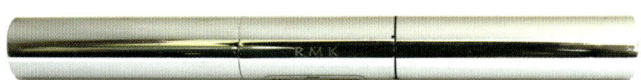

RMK 엑스트라 딥W 마스카라
완벽에 가까운 풍성한 볼륨을 선사하며,
덧바르지 않아도 하루 종일 지속되고 번짐도 덜하다.

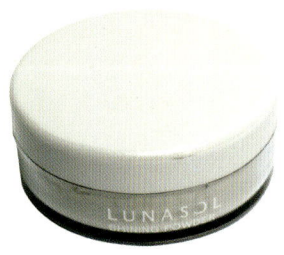

루나솔 펄파우더
펄 입자가 크지 않아 부담스럽지 않은 화사함을 연출할 수 있고,
용기도 자그마해서 휴대하기도 편하다. 눈이나 티존 부위를 밝혀주는
동안 메이크업의 필수 아이템.

루나솔 제미네이트 라이너
금방이라도 눈물이 흐를 것 같은 촉촉한 눈매를 만들어주는 라이너.
눈물효과를 제대로 내보고 싶은 사람에게 추천한다.

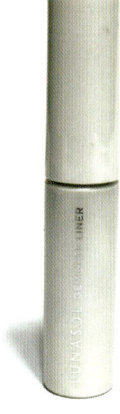

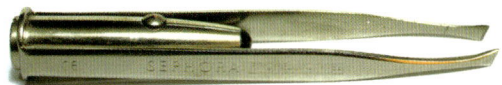

세포라 트위저
중앙에 불이 들어와서 잔털까지도 왁싱한 것처럼 깨끗하게 뽑을 수 있다.
안타깝게도 아직 한국에 매장이 없기 때문에 인터넷 몰을 통해 구매해야 한다는 것이 단점.

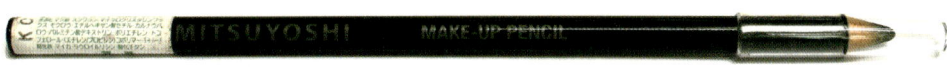

미쯔오시 펜슬아이라이너
메이크업 아티스트들 사이에서 미쯔오시 펜슬 모르면 간첩이라고 할 정도로 메이크업 아티스트들이 좋아하는 제품이다. 잘 번지지 않고 부드럽게 잘 그려진다.

크레용 컨실러 펜슬
휴대하고 다니면서 갑자기 올라온 뾰루지나 점들을 커버하기에 좋다.

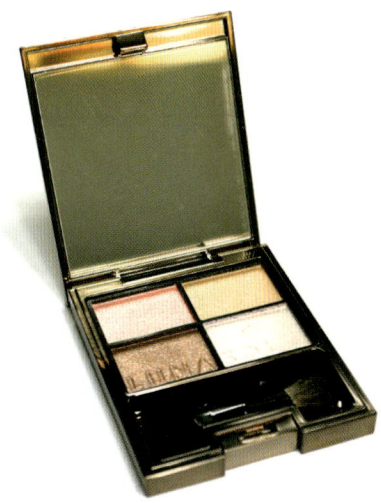

루나솔 쉬어 콘트라스트 아이즈 섀도 01
잔잔한 펄감과 은은한 코럴 컬러가 화사하고
블링블링한 메이크업을 도와준다. 발색력이 좋아
별도의 스킬이 없어도 아이섀도를 바르기가 무척 쉽다.

I need

makeup!

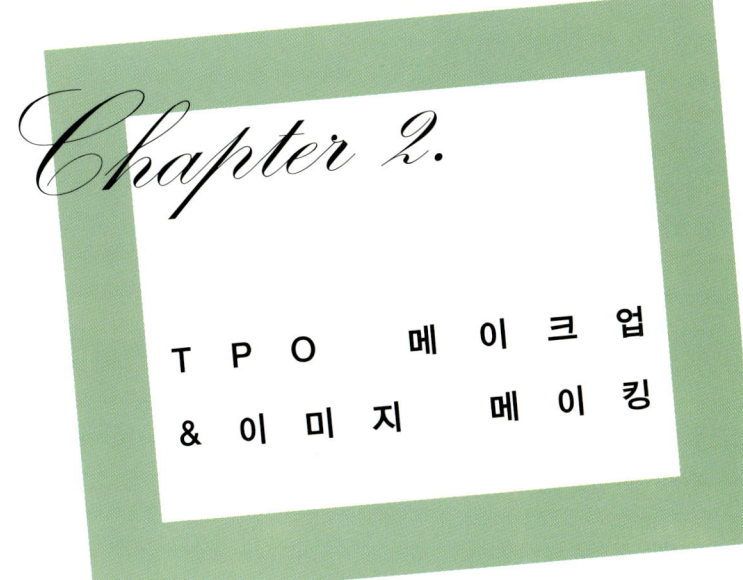

Chapter 2.

TPO 메이크업 & 이미지 메이킹

이제 메이크업의 기본은 익혔다. 지금부터 필요한 건 이미지 메이킹이다. 하나의 이미지를 만들기 위해서는 헤어와 의상, 메이크업이 모두 조화를 이루어야 한다. 2장에서는 TPO(Time · Place · Occasion)에 걸맞는 메이크업과 각각의 메이크업에 어울리는 헤어와 의상에 대한 나의 추천 스타일링을 함께 담았다. 여기에 나온 일곱 가지의 메이크업만 제대로 익힌다면 앞으로 어떤 TPO에서도 당황하지 않고 자신 있게 메이크업을 하게 될 것이다.

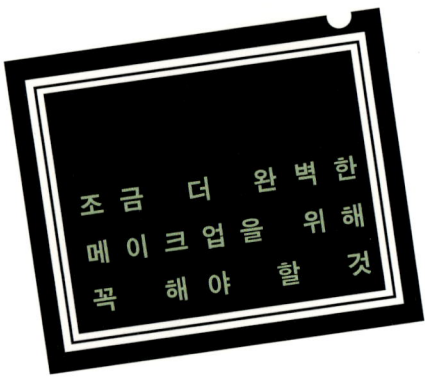

조금 더 완벽한 메이크업을 위해 꼭 해야 할 것

1. 자외선이 걱정된다면 SPF가 함유된 파운데이션을 발라라

무더운 여름날, 내리쬐는 자외선에 피부가 상할까 걱정된다면 선크림과 선블럭 기능이 함유된 파운데이션을 함께 바르는 것이 좋다. 하지만 귀찮기도 하고 날씨도 더울 때는 갑갑한 느낌이 들어 둘 다 바르기가 쉽지 않다. 그래서 좀 더 가벼운 느낌이 드는 선크림만 바르는 사람이 많은데, 차라리 선크림을 생략하고 선블럭 기능이 함유된 파운데이션을 바르는 것이 피부 보호에는 더 효과적이다.

2. 처지지 않는 속눈썹을 원한다면 베이스 마스카라를 발라라

베이스 마스카라는 컬링된 속눈썹을 지탱해주는 역할을 한다. 특히 쌍꺼풀이 없는 눈의 경우 뷰러로 아무리 컬링을 해도 시간이 조금 지나면 속눈썹이 처지기 마련인데 베이스 마스카라를 바르면 처짐의 정도가 덜하다. 뿐만 아니라 볼륨감을 높여주므로 뒤에 바르는 본 마스카라를 여러 번 덧바르지 않아도 풍성한 속눈썹을 만들어 준다.

3 아무리 바빠도 눈썹은 꼭 그려라

인상을 바꾸는 가장 간단한 방법은 눈썹 모양을 바꾸는 것이다. 눈썹은 수술 없이도 이미지 변신을 도와주는 아주 고마운 신체 부위 중 하나다. 전체적으로 메이크업이 안 되어 있는 얼굴이라도 눈썹이 선명하면 또렷한 인상을 줄 수 있다. 아침에 늦잠을 잤거나 괴로운 숙취로 만사가 귀찮을지라도 눈썹은 꼭 그리도록 하자.

4 메이크업 소품도 투자할 가치가 있다

파운데이션은 비싼 걸 사더라도 브러시나 라텍스는 저가 제품을 구입하는 경우가 많다. 하지만 파운데이션을 구입한 곳에서 그 파운데이션 사용에 최적화된 브러시나 라텍스를 구입하는 것이 결과적으로는 훨씬 경제적이다.

보통 파운데이션을 손등에 덜어 브러시나 라텍스에 블렌딩해서 얼굴에 바른다. 이때 당연히 브러시나 라텍스에 파운데이션이 어느 정도 흡수되기 마련인데, 아무래도 저가 제품의 경우 상대적으로 퀄리티가 떨어지므로 흡수되는 양도 더 많다고 보면 된다. 결과적으로 비싼 파운데이션을 소품이 다 먹어버리기 때문에 그만큼 파운데이션의 사용량이 많아진다.

브러시나 라텍스는 일회용이 아니다. 관리만 잘하면 오래 사용할 수 있으므로 아깝다고 생각하지 말고 처음 살 때 큰맘 먹고 좋은 걸 사도록 하자.

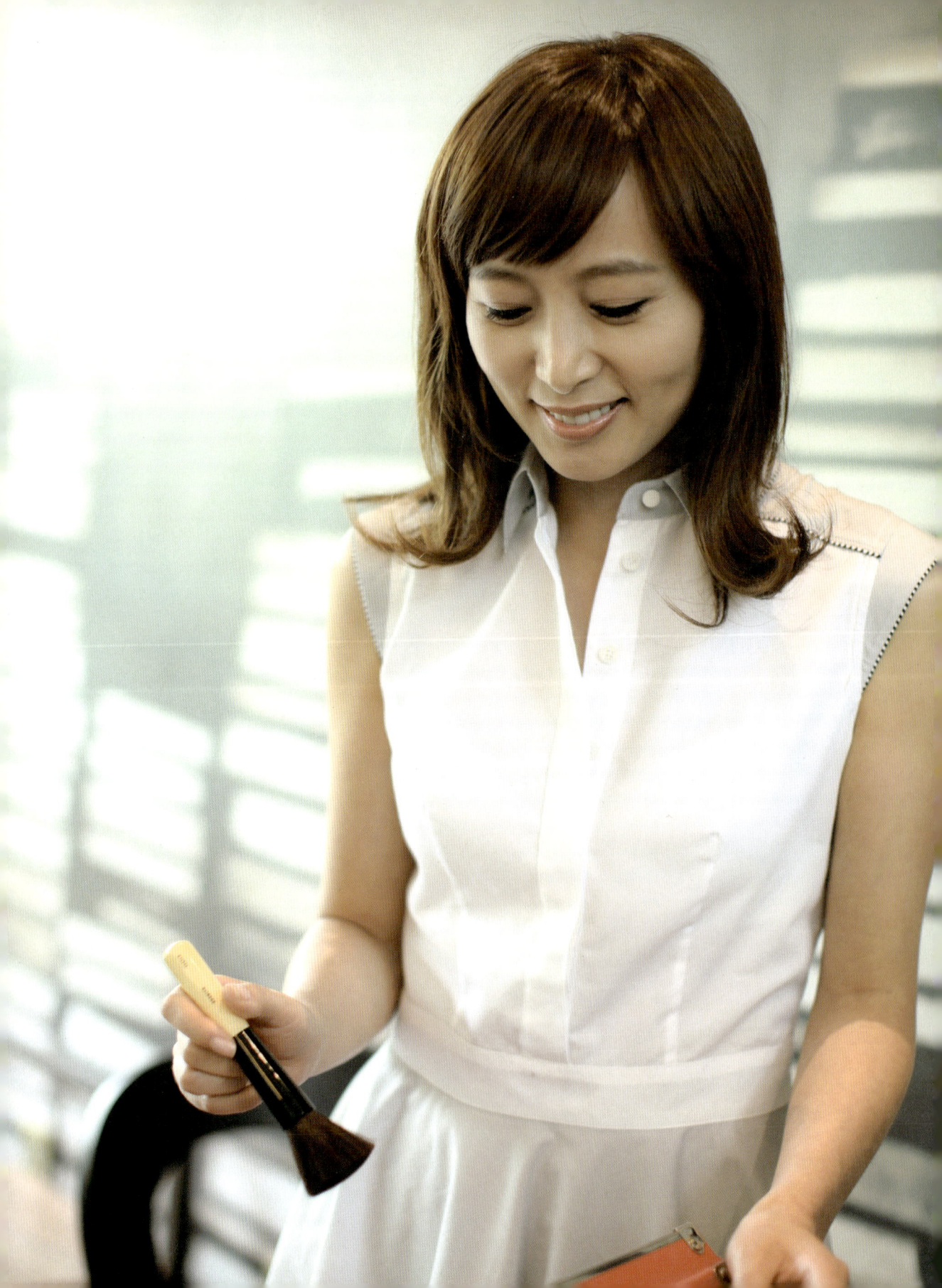

요즘 사람들은 무슨 말을 해도 말만 듣고서는 통 믿지를 못한다. 며칠씩 준비를 해서 강의를 해도 메이크업 시범을 보이기 전까지는 반응이 신통치 않은 경우가 많다. 그런 상황을 몇 번 경험하고 나서부터는 강의보다 메이크업 과정을 먼저 보여준다.

언젠가부터 텔레비전, 인터넷, 모바일까지 이제는 보는 것, 즉 영상이 지배하는 시대가 됐다. 우리 시대에서 미인의 기준은 그 폭이 현격히 좁아졌다. 개성을 잃어버리고 대세가 되는 표준에 자신을 맞추고자 하는 느낌을 받는다. 이런 흐름 속에서 자신의 개성을 잃어버리는 것은 안타까운 현상이다.

**누군가와 같아지려는 노력은 결국
보편성 속에 자신을 함몰시킬지 모른다.**

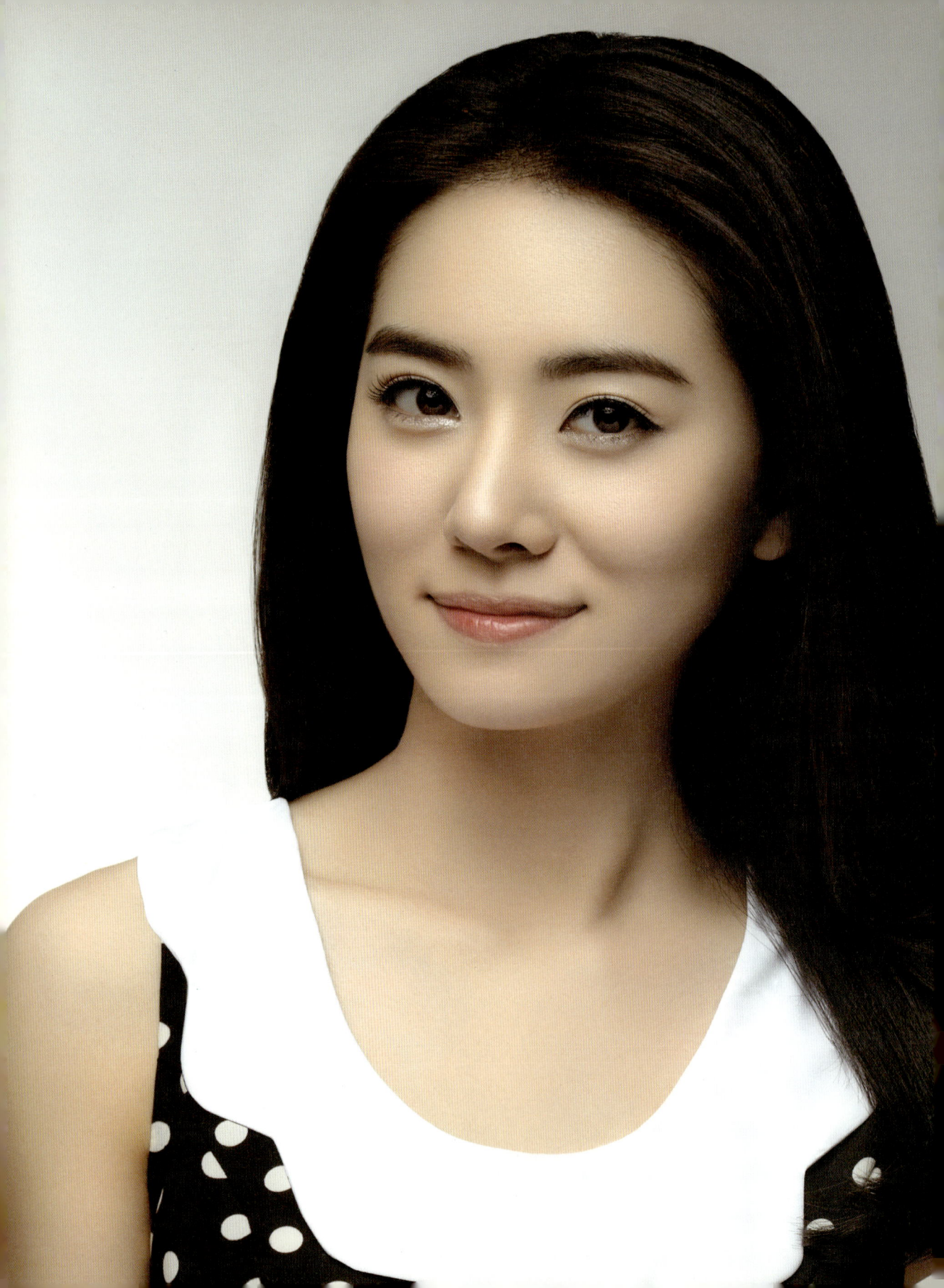

한눈에 반하게 만드는
소개팅 메이크업

남자들은 두꺼운 메이크업을 싫어한다. 메이크업을 했더라도 최대한 티가 안 나는 메이크업을 좋아한다. 피부가 원래 좋았던 것처럼, 속눈썹이 원래 말려 올라가 있던 것처럼, 입술이 원래 핑크빛이었던 것처럼. 어떨 때 보면 남자들이 실제 메이크업을 하는 여자들보다 더 많은 걸 바라는 것 같다. 하지만 현실에서 이런 여자를 찾기란 거의 불가능한 일이 아닐까? 그렇다고 그들의 환상을 깨뜨릴 이유는 없다. 꿀피부, 만화 속 여주인공의 반짝거리는 눈, 촉촉한 딸기우유빛 입술. 그리 어려운 일은 아니다. 메이크업의 힘을 조금만 빌린다면!

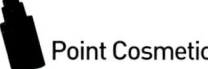

Point Cosmetics

페리페라 페리스틴트 밀키핑크
슈에무라 P812 크림색 섀도
슈에무라 프레스드 아이섀도 ME 900 펄화이트

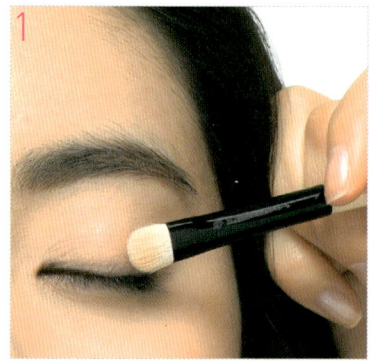

1 언더라인을 제외하고 아이라인을 그린다. 화사함을 더해 줄 연한 크림빛 섀도를 눈두덩 전체에 바른다.

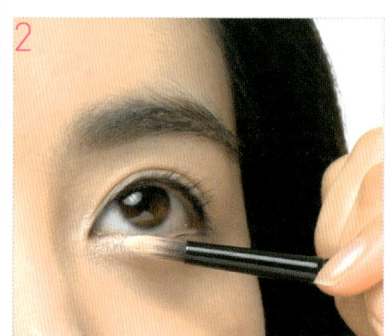

2 눈 언더에는 화이트 펄섀도를 발라 초롱초롱한 눈매로 만들어준다.

3 평소보다 아이라인을 연하게 그렸기 때문에 상대적으로 마스카라는 꼼꼼하게 해주는 것이 좋다.

4 글로시한 핑크빛 틴트를 연하게 발라준다.

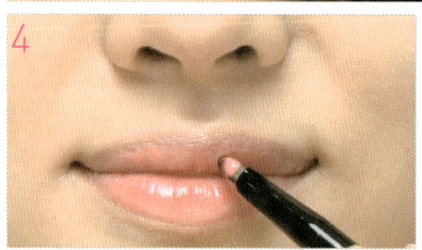

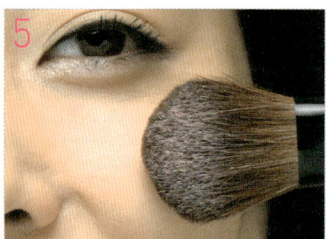

5 러블리한 소녀 느낌이 나도록 딸기우유빛 블러셔를 애플존에 둥글게 바른다.

tip. 틴트만 바르면 자연스러운 입술 컬러는 표현되지만 쉽게 건조되므로 입술 주름이 눈에 띌 수도 있다. 입술 주름이 신경 쓰인다면 투명 립글로스를 덧바르거나 글로시한 텍스처의 틴트를 바르도록 한다.

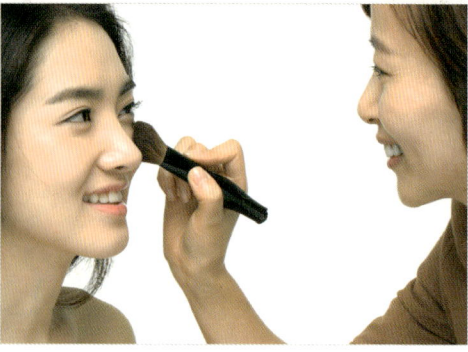

얇은 베이스는 거의 모든 메이크업의 기본이다. 눈썹도 한가인이나 송혜교처럼 도톰하면서 눈썹 결을 그대로 살리는 것이 좋다. 눈썹모가 풍성하다면 굳이 펜슬로 그리지 않고 잘 손질하여 눈썹모를 정돈하는 것만으로도 충분하다.

무엇보다 남자들의 로망은 순정만화 속 여주인공처럼 위로 말려 올라간 여자의 속눈썹이다. 한 올 한 올 풍성하고 활처럼 탄력 있게 올라가 있는 여자의 속눈썹을 옆에서 보게 된다면 어떤 남자라도 반하지 않을 수 없을 것이다. 동그란 눈이 불만이었다면 꼭 마스카라를 하기 바란다. 속눈썹을 올려주면 섹시한 느낌을 줄 수 있다. 뷰러로 속눈썹을 바짝 올리고 전체적으로 마스카라를 발라 조금 말린 뒤 동공이 있는 가운데 부분에만 마스카라를 좌우로 흔들며 한 번 더 발라주면 동공이 커 보여서 마치 서클렌즈를 낀 것 같은 효과를 줄 수 있다. 눈이 커 보이는 것은 물론, 초롱초롱한 눈망울을 연출하는 데 아주 그만이다.

블러셔는 컬러 선택을 잘못할 경우 촌스러워 보일 수 있다. 보통 피치, 브라운, 바이올렛 컬러를 많이 사용하는데, 딸기우유빛 블러셔를 바르면 사랑스러운 이미지를 극대화시킨다.

어떤 스모키 메이크업을 하든 스모키와 립 컬러는 반비례한다고 생각하면 된다. 스모키가 짙을수록 립 컬러는 연해져야 한다. 자기 입술 색과 최대한 가까운 컬러의 틴트를 바르는 것이 좋다.

딸기우유빛 블러셔를 바르면 사랑스러운 이미지를 극대화시킨다.

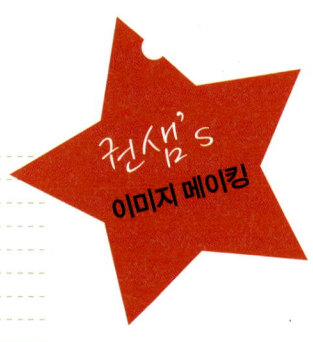

clothes

하늘하늘한 쉬폰 소재의 블라우스나 원피스는 여성스러움을 강조하기에 가장 적합한 아이템이다. 컬러는 연핑크나 연블루 등 파스텔 계열을 선택해 화사함을 더하고 네이비 컬러의 재킷으로 단정한 느낌을 준다.

hair

남녀노소를 불문하고 찰랑거리는 긴 생머리의 여성을 좋아하지 않을 사람은 없다. 하지만 요즘은 고데기로 편 것처럼 딱 떨어지는 직모보다는 끝에 웨이브가 살짝 들어간 스타일을 더 선호한다. 웨이브가 있을 경우 인상이 부드러워 보이고 여성스러움을 좀 더 강조할 수 있다.

shoes

평소에 하이힐을 즐겨 신었더라도 이번만큼은 소녀 감성이 물씬 풍기는 리본 달린 플랫 슈즈를 신어 보자. 의상 컬러와 너무 동떨어지지 않도록 베이지나 아이보리 등 연한 컬러를 선택하도록 한다.

accessory

가방은 컬러가 너무 튀거나 장식이 많이 달린 것은 피하고 손으로 들거나 어깨에 메기 적당한 크기의 것을 선택한다. 심플한 펜던트가 달린 목걸이, 작은 큐빅이 박혀 있는 귀걸이 정도가 좋다.

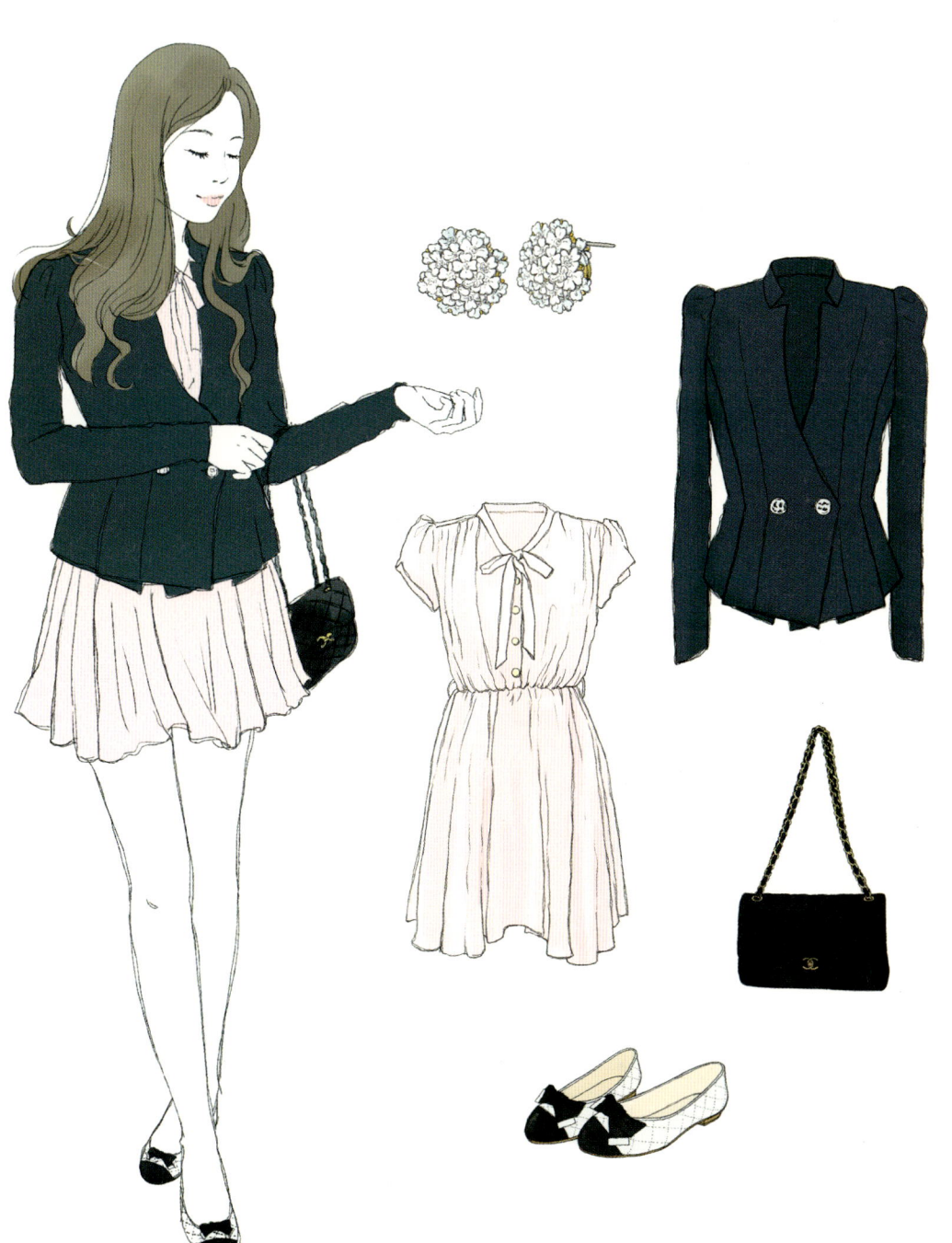

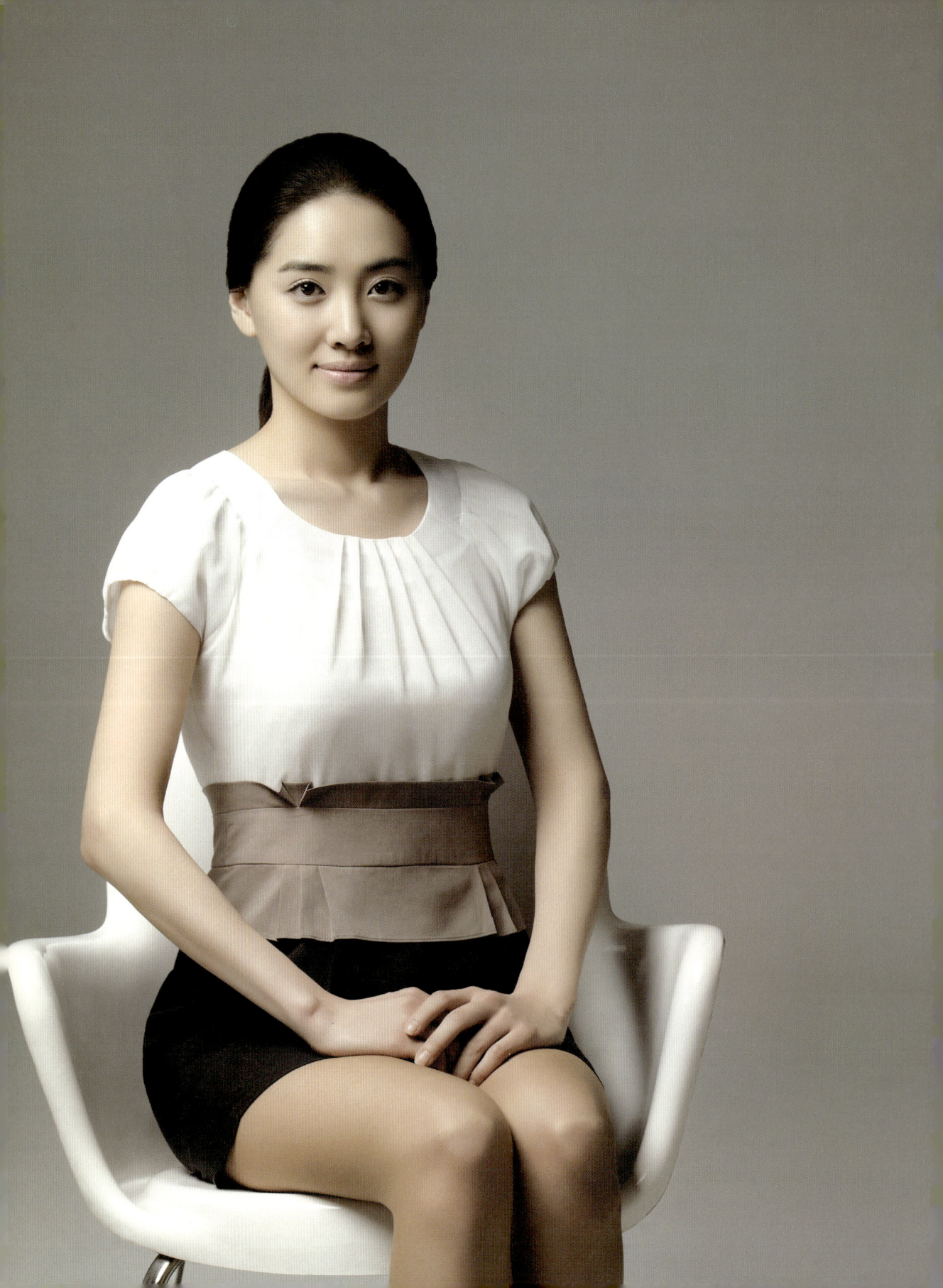

첫인상 좋아 보이는
면접 메이크업

예비 아나운서들의 이미지 메이킹 강연을 해 오면서 가장 많이 듣는 질문이 면접 볼 때 가장 신경 써야 하는 부분이 무엇이냐는 것이다. 그럴 때 나는 주저 없이 "좋은 첫인상을 심어주는 것"이라고 말해준다. 물론 포인트를 주어야 할 부분은 사람에 따라 조금씩 차이가 있겠지만 면접관과 처음 눈이 마주친 그 순간 이미 첫인상은 결정된 것이나 마찬가지다. 첫인상이 좋은 사람에게 아무래도 좀 더 관심이 가기 마련! 나 역시 직원을 뽑을 때 첫인상을 중요하게 생각하는 편인데, 날카로운 인상보다는 선해 보이는 사람에게 좀 더 호감을 갖게 된다.

면접을 준비하고 있다면 무엇보다 평소에 웃는 연습을 많이 하는 것이 좋다. 가만히 있어도 웃고 있는 듯한 인상을 준다면 그것만큼 호감 가는 첫인상도 없지 않을까? 여기에 동그란 눈매로 만들어주는 메이크업을 곁들인다면 차가운 면접관의 마음을 사르르 녹일 수 있을 것이다.

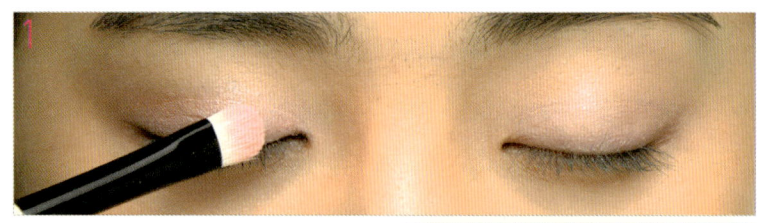

1 연핑크빛 섀도를 아이홀까지만 바르고, 눈 언더에는 가운데 부분에만 화이트 펄섀도를 바른다.

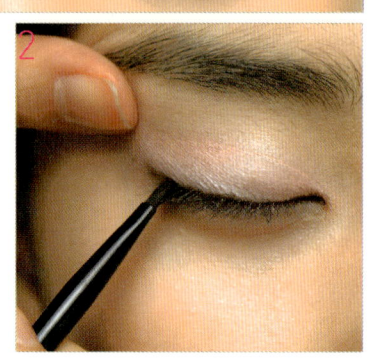

2 브라운 젤아이라이너로 눈꼬리를 살짝 내려 아이라인을 그린다.

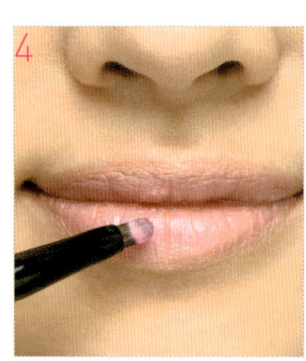

3 마스카라를 눈 앞쪽부터 가운데 부분까지 풍성하게 바른다. 뷰러로 속눈썹을 올린 뒤 손가락의 온기로 지긋이 눌러주면 훨씬 자연스럽게 컬링이 된다.

tip. 면접을 볼 때 입술이 너무 번들거리면 보기에 좋지 않다. 립스틱 위에 립글로스를 바르기보다는 글로시한 텍스처의 립스틱 하나만 바르는 것이 좋다.

4 연핑크빛 립스틱을 입술에 바르고, 애플존에는 피치빛 블러셔를 둥글리듯 바른다.

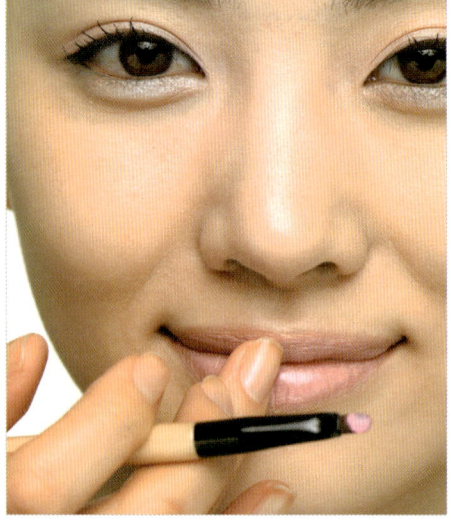

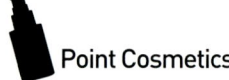

Point Cosmetics

RMK 브라운 핑크 섀도
슈에무라 루즈 언리미티드 PK325

면접은 사회인이 되기 위한 필수 관문이다. 1차 서류 전형부터 필기, 실기 시험까지 아무리 잘 봤다한들 면접에서 망치면 아무 소용이 없다. 서로 마주 보는 상태에서 이루어지는 시험이기 때문에 면접관에게 잘 보여야 하지만, 처음 만난 자리에서 자신의 아름다운 내면까지 어필하기는 힘들다. 그래서 지적이면서도 선한 인상을 줄 수 있는 메이크업이 필요하다. 면접 메이크업은 절대 진해선 안 된다. 임팩트를 주는 것은 좋지만 강해 보이는 것은 마이너스 요인이 될 것이다. 화이트와 핑크 섀도를 은은하게 발라 눈가를 환하게 만들고, 눈꼬리를 살짝 내리는 아이라인으로 선한 눈매를 완성한다. 인조 속눈썹을 붙이는 것보다는 마스카라를 풍성하게 발라 또렷한 눈매를 만들어주는 것이 훨씬 자연스럽다. 말을 많이 해야 하므로 매트한 립스틱을 바르면 입술이 빨리 건조해져서 주름이 돋보일 수 있다. 립글로스까지 발라서 입술이 번들거리면 그 또한 보기에 좋지 않으므로 촉촉하고 발색이 오래 지속되는 립스틱을 바른다. 면접 보러 온 사람이 여러 명이라 건성으로 슥 쳐다보는 것 같지만 면접관들은 개개인의 행동, 말투 하나하나 꼼꼼하게 체크해서 채점하고 있다. 문을 열고 들어갈 때 인사를 어떻게 할지, 걸음은 어떻게 걸을지, 의자에 앉을 때 손과 다리는 어떻게 할지 등 사소한 것까지 사전에 미리 연습하여 후회 없는 면접이 될 수 있도록 한다.

면접 메이크업은 절대 진해선 안 된다. 임팩트를 주는 것은 좋지만 강해 보이는 것은 마이너스 요인이 될 것이다.

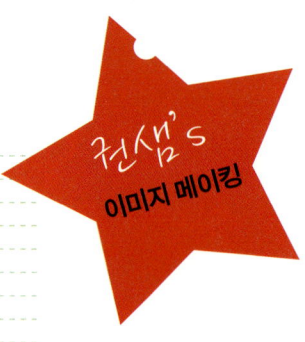

clothes

깔끔한 인상을 주는 것이 중요하므로 드레스 코드는 블랙 앤 화이트에 맞추도록 한다. 화이트 셔츠 또는 블라우스에 무릎 길이의 블랙 스커트가 가장 무난하다. 조금 포인트를 주고 싶다면 옷깃이나 소매에 배색 처리되어 있는 화이트 셔츠를 선택할 것. 어두운 그레이나 블랙 재킷으로 프로페셔널한 이미지를 더한다.

hair

하나로 묶어서 넘기는 스타일이 정석이다. 얼굴이 너무 커서 올백 스타일이 부담스럽다면 머리를 묶은 상태에서 얇은 빗으로 머리를 살짝 들어 올려 볼륨감을 준다. 묶은 상태에서 거울을 보고 머리카락 끝이 삐죽거리면 끝부분만 단정하게 조금 다듬는 것이 좋다.

shoes

6~8cm 정도의 펌프스가 다리도 예뻐 보이게 하고 안정감이 있어 걸을 때 자신감 있고 당당한 이미지를 줄 수 있다. 블랙이나 다크브라운, 다크그레이 컬러의 장식 없는 펌프스가 무난하다.

accessory

액세서리는 되도록 착용하지 않는 것이 좋지만 재킷 소매 아래로 살짝씩 보이는 실버 메탈 손목시계는 세련된 느낌을 줄 수 있다. 학구적인 느낌을 주고 싶다면 심플한 디자인의 블랙 가죽 손목시계를 추천한다. 가방은 차분한 느낌의 스퀘어백이 좋겠다.

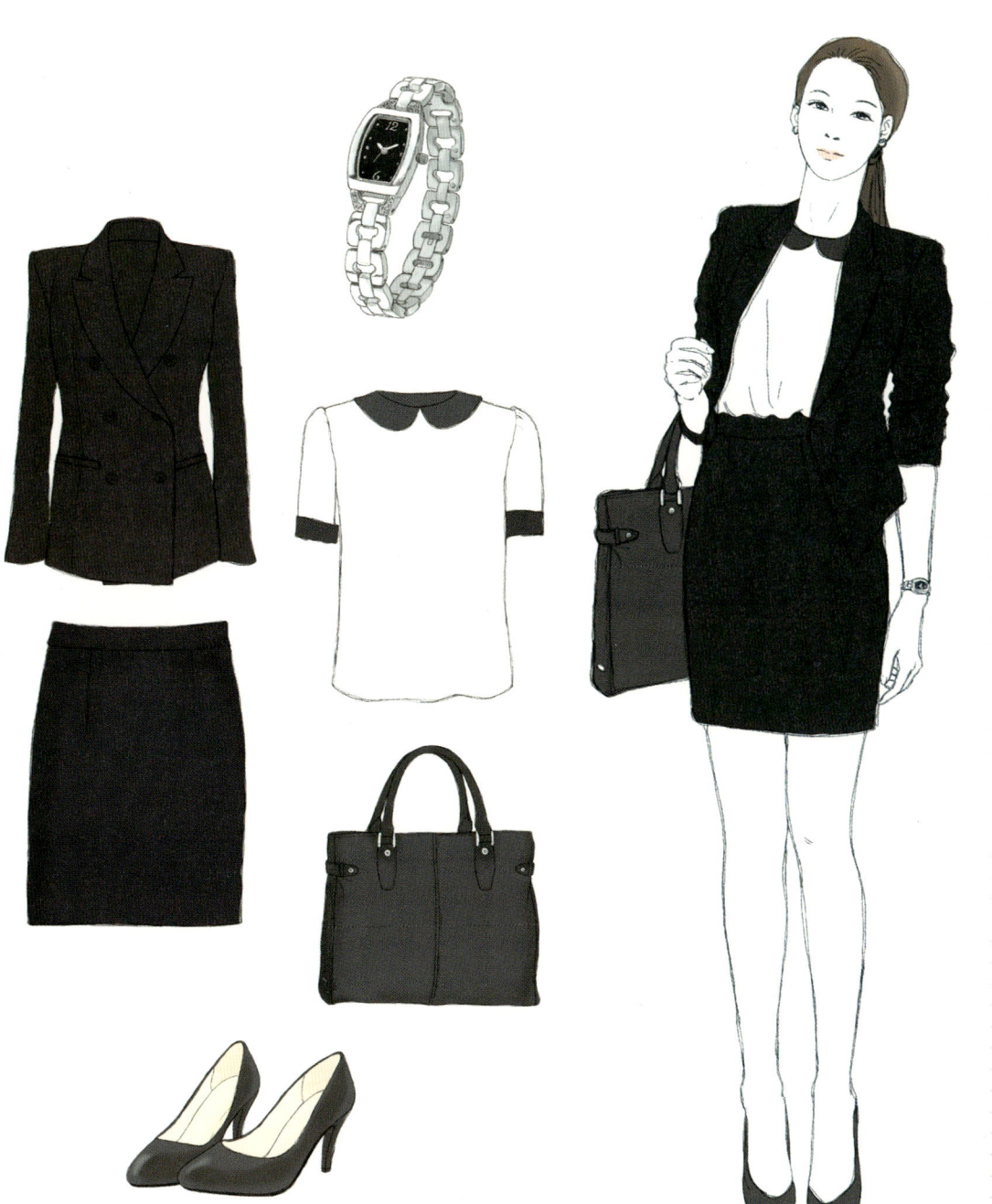

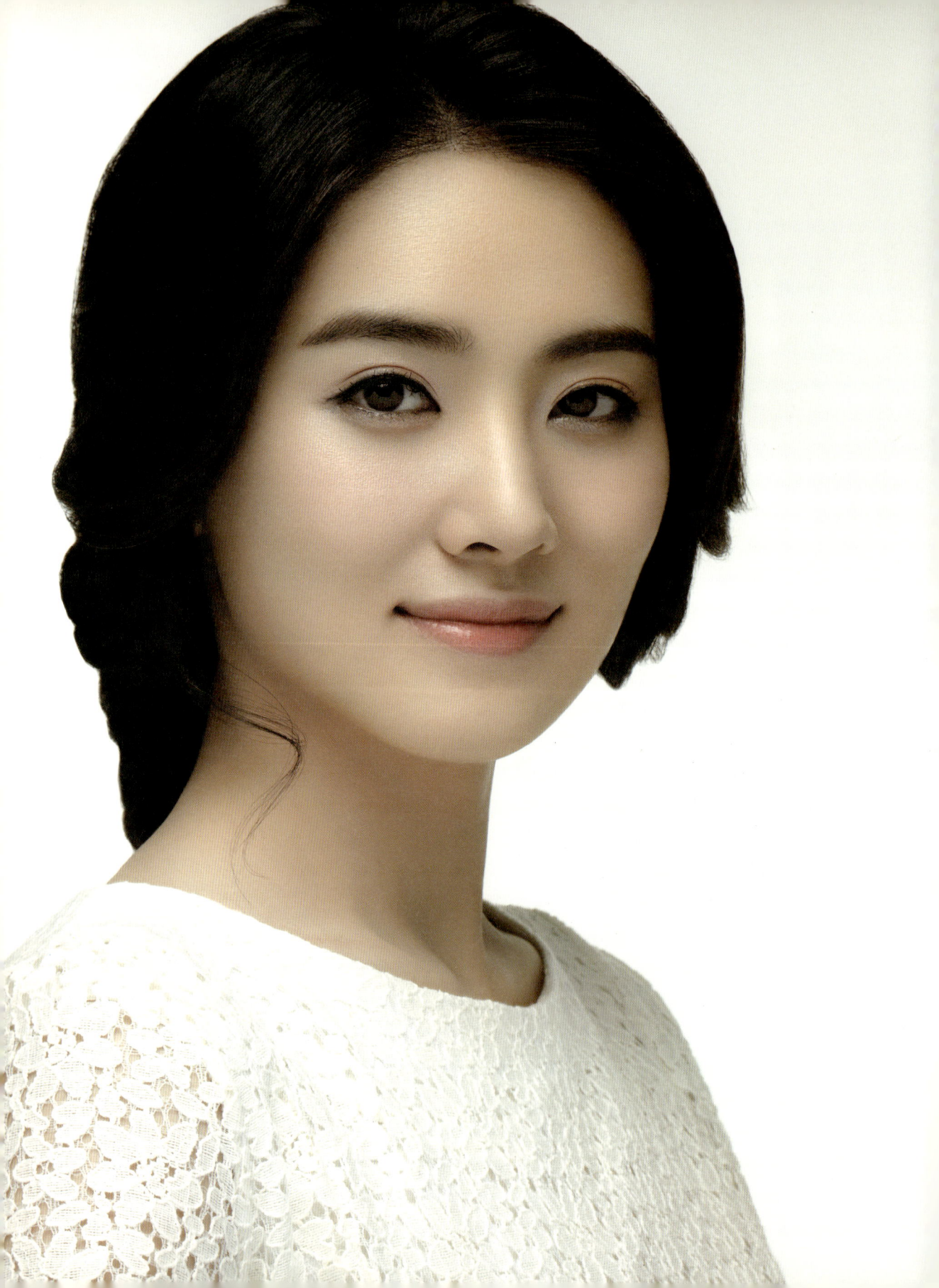

어른들께 점수 따기 좋은 단아 메이크업

샵에 메이크업 받으러 오는 건 처음이라고 말하는 고객들 중 남자친구 부모님을 만나기로 했다며 단아해 보이게 메이크업을 해달라고 하는 분들이 종종 있다. 그런 고객들은 대부분 한 듯 안 한 듯 내추럴한 메이크업을 선호한다.

보통 트렌디한 메이크업, 스모키 메이크업, 색조를 많이 쓰는 메이크업 등을 어려운 메이크업이라고 생각하는데, 메이크업 아티스트 입장에서 가장 어려운 메이크업은 사실 이런 내추럴 메이크업이다. 메이크업의 테크닉을 익히는 단계 중 가장 마지막 단계이기도 하고 진짜 전문가들만이 할 수 있는 메이크업이기 때문이다. 메이크업을 했는데도 안 한 것 같이 자연스러워 보이는 강약 조절은 한두 번 연습으로 되지 않는 고난위도의 스킬이 필요하다.

tip. 붓펜 타입이나 리퀴드 타입의 아이라이너는 강해보일 수 있으므로 젤 아이라이너를 사용하는 것이 좀 더 자연스러워 보인다.

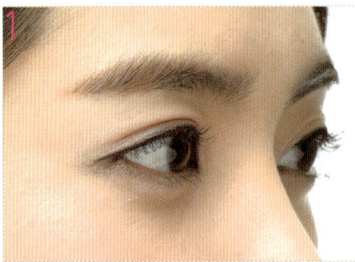

1 아이라인은 눈모양대로만 그리고, 마스카라는 볼륨만 살려 발라준다.

2 연한 살굿빛 섀도를 쌍꺼풀 라인에만 발라준다.

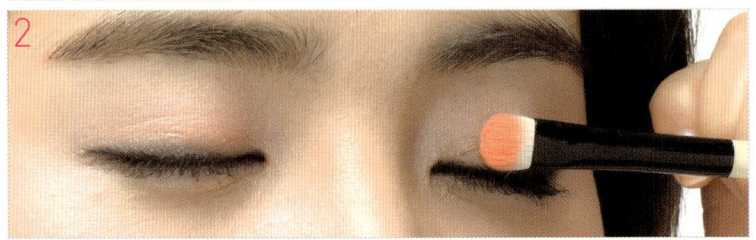

3 붉은빛이 도는 틴트로 내추럴하게 마무리한다.

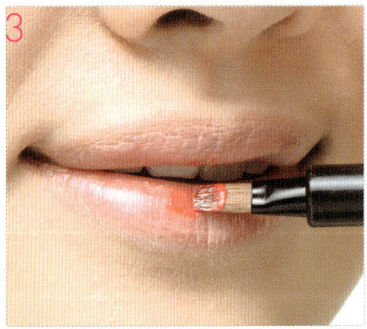

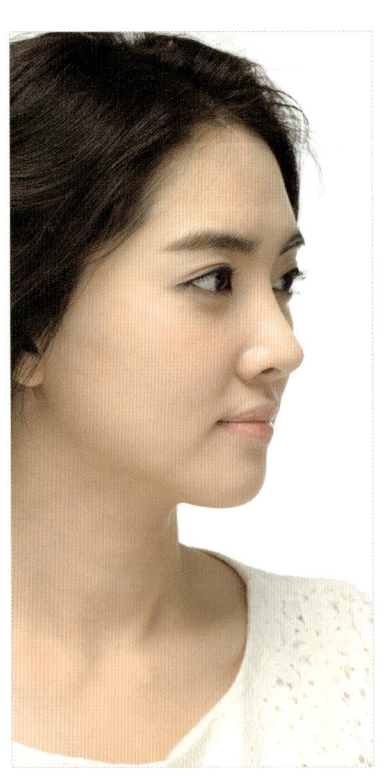

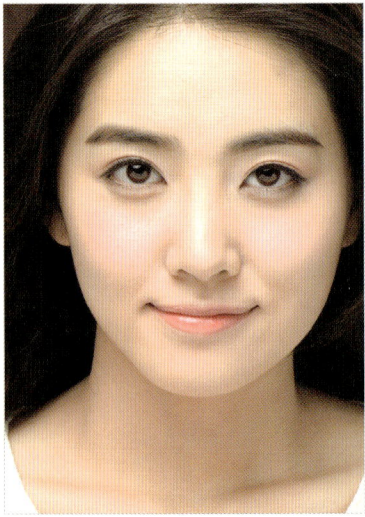

Point Cosmetics

루나솔 라이트 베리에이션 02 피치빛 섀도

어른을 뵐 때는 가까이 마주 앉아서 식사를 하는 경우가 많기 때문에 눈썹이 너무 짙다거나 속눈썹이 심어져 있다거나 마스카라가 뭉쳐 있다거나 립 컬러가 너무 튄다거나 하면 화장이 진해 보인다. 뿐만 아니라 시간이 지나면 메이크업이 지워지거나 번지기 때문에 지저분한 인상을 남길 수 있다. 최대한 번지지 않게 절제된 메이크업을 해야 한다.

눈썹을 그릴 때는 눈썹모를 살려서 빈 공간을 보충해준다는 느낌으로 자연스럽게 터치해준다. 눈썹숱이 많고 진하다면 끝부분만 펜슬로 그리고 앞부분은 투명 마스카라로 결만 정리한다. 눈썹숱이 적으면 펜슬로 한 올 한 올 심듯이 그린 다음 같은 컬러의 섀도를 덧발라준다. 아이라인은 속눈썹 사이사이를 메워주는 느낌으로 그리되 끝은 올리거나 길게 빼지 말고 눈 모양대로만 그려준다. 마스카라는 여러 번 덧바르면 뭉칠 수 있고 눈 위아래로 묻어날 수 있으므로 한 번만 살짝 발라 속눈썹의 볼륨만 살려준다. 섀도는 컬러감이 거의 없는 연한 살굿빛으로 쌍꺼풀 라인에만 발라준다. 립스틱은 되도록 피하는 것이 좋다. 식사 중에 지워지는 과정이 보이기 때문에 좋지 않다. 립스틱 대신 붉은빛이 도는 틴트를 발라 입술 본연의 색깔을 유지하도록 한다. 입술이 건조하다면 투명 립글로스를 살짝 덧발라준다. 블러셔와 하이라이터는 생략해도 괜찮다.

시간이 지나면 메이크업이 지워지거나 번지기 때문에 지저분한 인상을 남길 수 있다. 최대한 번지지 않게 절제된 메이크업을 해야 한다.

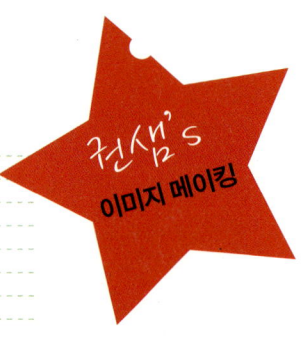

clothes

투피스를 입을 경우 위아래로 시선이 가기 때문에 딱딱한 인상을 줄 수 있다. 차분한 느낌의 원피스를 고르되 속옷이 비치는 밝은 컬러는 피하도록 한다. 나이 들어 보이지 않도록 재킷은 연베이지나 연핑크 컬러로 매치한다.

hair

하나로 내려 묶거나 반만 묶으면 여성스러움을 강조할 수 있다. 뱅스타일의 앞머리는 너무 학생 같은 느낌을 주거나 답답해 보이므로 이런 경우 숱을 쳐서 머리카락 사이로 이마가 조금이라도 보이게 한다. 앞머리가 어중간하게 길다면 실핀으로 고정시켜 정리한다.

shoes

신는 사람, 보는 사람이 모두 편안하도록 5~6cm의 펌프스를 선택한다. 강해 보이는 뱀피보다는 소가죽이나 양가죽으로 된 구두를 고른다. 앞코 부분에 심플한 모양의 장식이 있거나 아예 장식이 없는 것이 좋다.

accessory

숄더백은 어깨에 메었을 때 팔 모양이 어색해질 수 있으므로 팔을 곧게 뻗을 수 있는 중간 크기의 토트백을 든다. 상단부가 지퍼로 된 경우 단정하지 못한 느낌을 줄 수 있다. 덮개가 있는 스타일로 골라 내용물이 보이지 않도록 한다. 액세서리로는 단아함을 더해주는 진주귀걸이 정도가 적당하다.

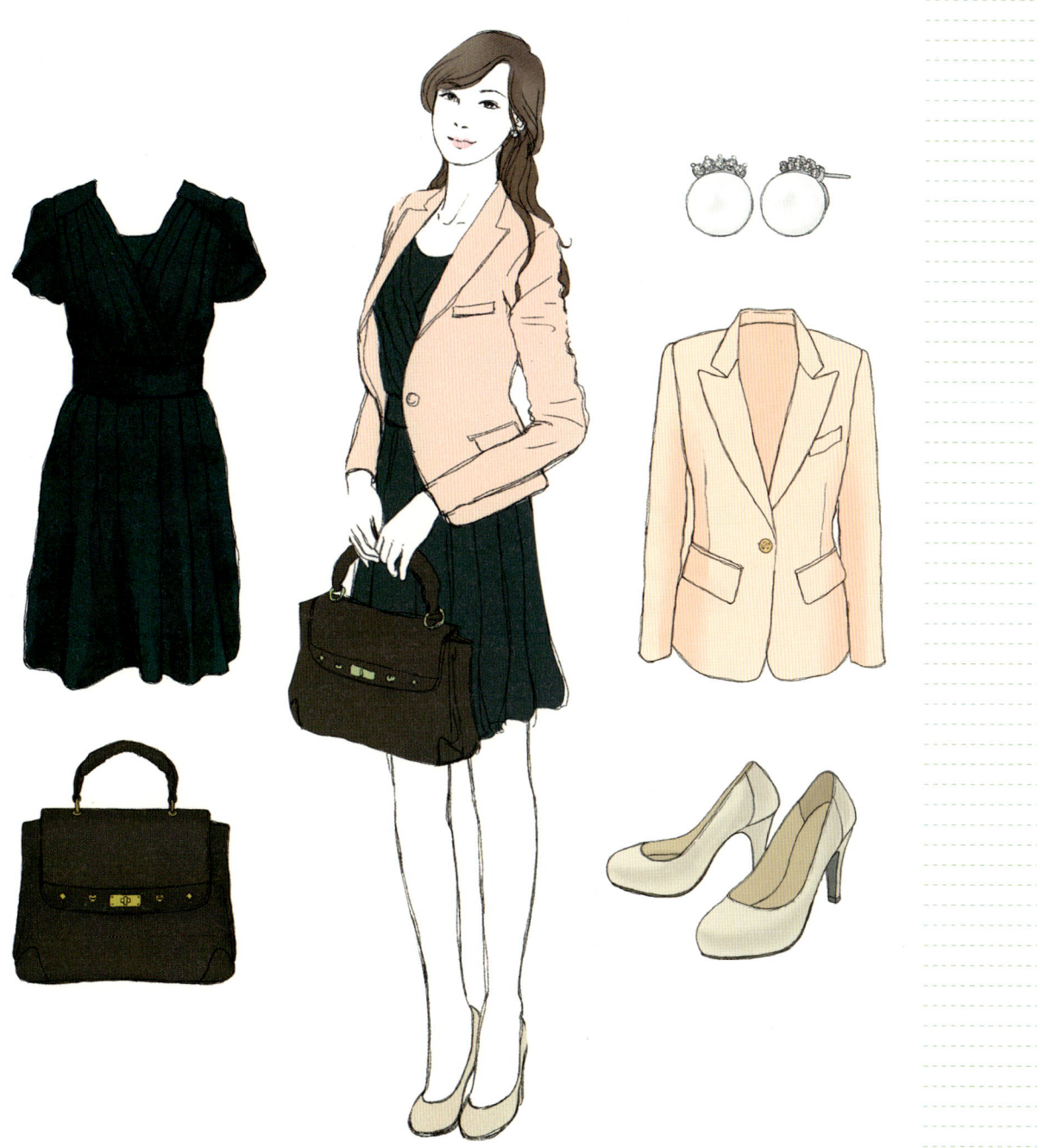

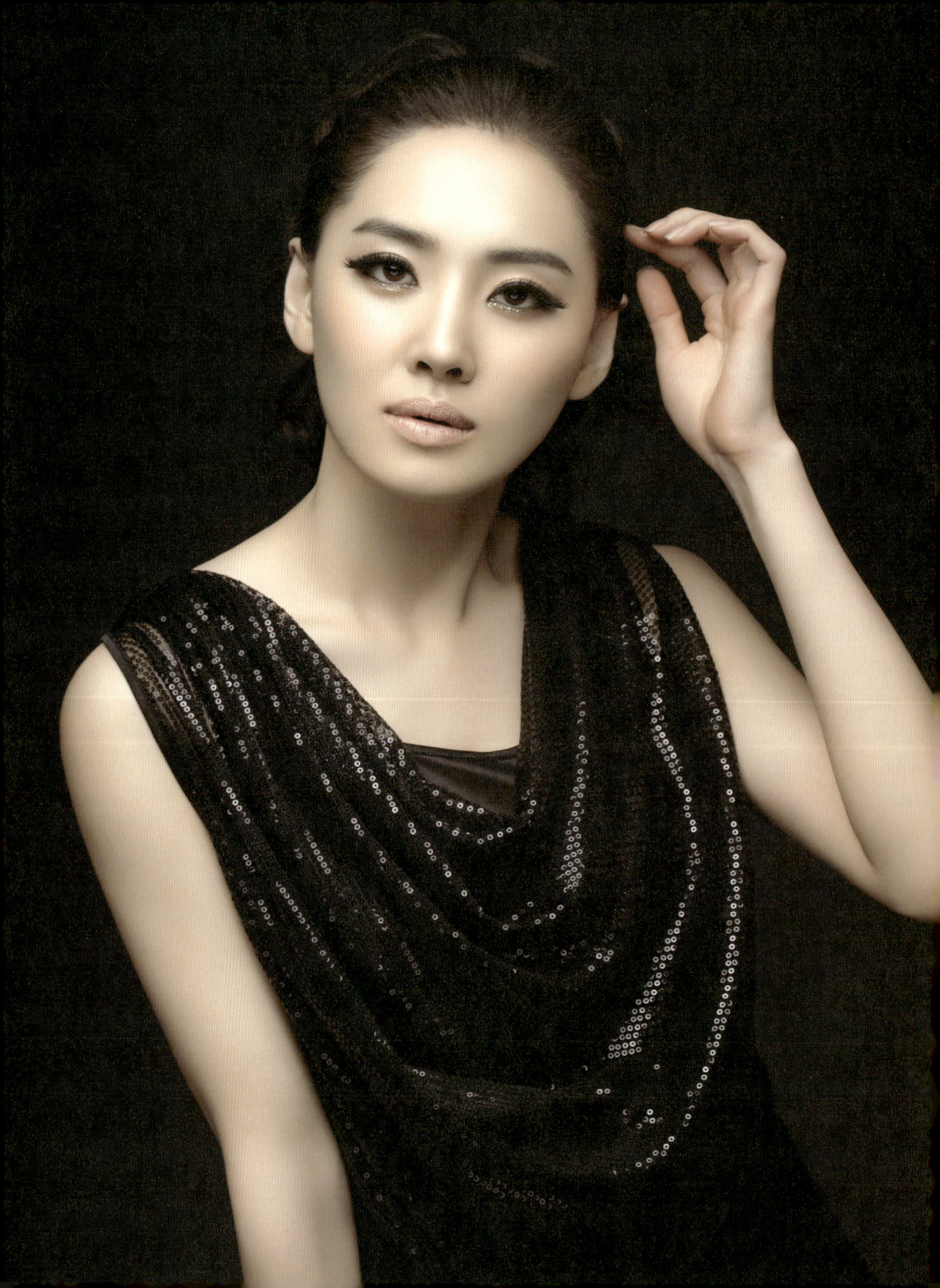

클럽 고수들도 탐내는
클럽 메이크업

21세기 한국의 문화 아이콘으로 떠오른 '2ne1'은 매 앨범마다 그들만의 개성과 자유로움을 표현한 스타일로 1020 세대의 전폭적인 지지를 받고 있다. 그녀들의 메이크업과 무대 의상 또한 무척 핫하다. 강렬한 스모키 메이크업에, 바디라인이 고스란히 드러나는 타이트한 의상을 입고 무대를 휘젓고 다니는 그녀들의 무대를 보고 있노라면 마치 클럽에 온 듯한 착각에 빠진다. 클럽은 여자의 마음을 과감해지게 만드는 장소다. "이걸 어떻게 입어!" 했던 옷도, "이런 화장이 나한테 어울릴까?" 했던 메이크업도 클럽에 갈 때만은 걱정하지 않아도 된다.

클럽 메이크업은 이 책에서 가장 화려하고 강렬한 메이크업이다. 이 메이크업에 도전할 용기가 생겼다면, 그날만큼은 다른 사람이 된 것처럼, 주위 시선 따윈 무시하고 신 나게 놀아 보길!

파운데이션을 바른 뒤 티존, 눈 밑, 애플존에만 파우더 대신 하이라이터를 바른다.

1 블랙 젤아이라이너로 눈꼬리를 45도 각도로 올려 그린 뒤 인조 속눈썹을 붙이고 골드브론징 섀도를 아이홀까지 바른다.

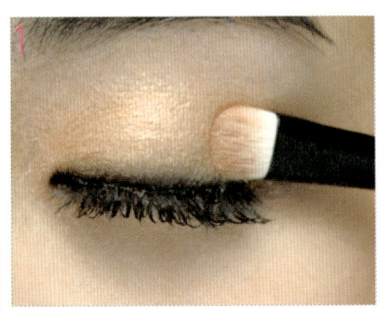

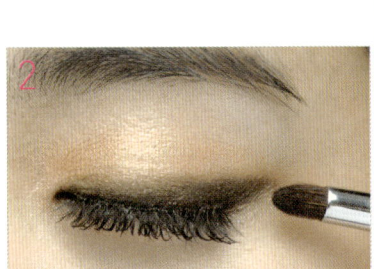

2 다크브라운 섀도를 쌍꺼풀 라인에만 바르고 눈꼬리는 아이라인의 모양대로 올려서 바른다.

3 2번 위에 잔잔한 실버스파클링 입자를 가운데 부분에만 올려준다.

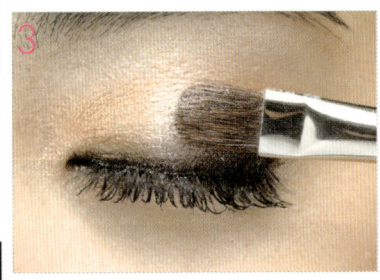

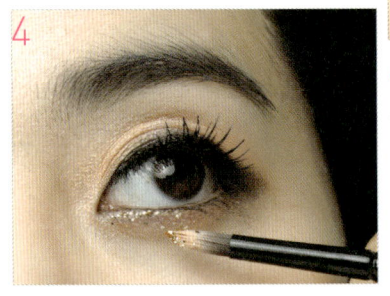

4 눈 언더에는 굵은 입자의 골드 스파클링 입자를 올린다.

5 붓펜아이라이너로 다시 한 번 아이라인을 덧그려준다.

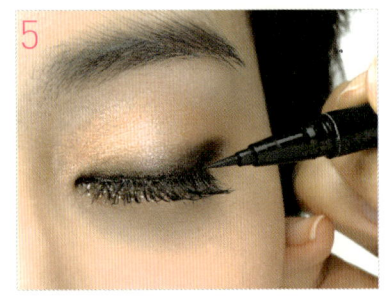

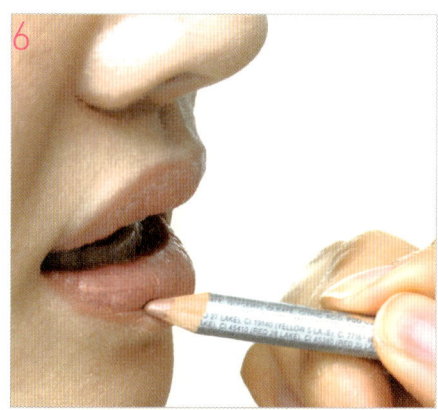

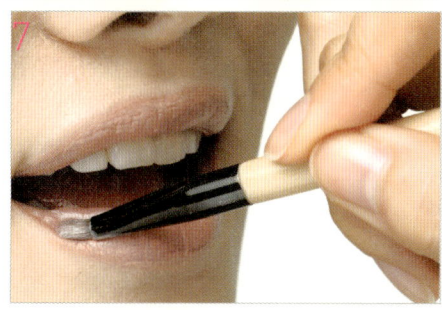

6 연베이지빛 립스틱을 입술에 바르고 같은 톤의 립라이너로 입술 경계선을 정리한다. 피치빛 블러셔를 애플존에 발라 마무리한다.

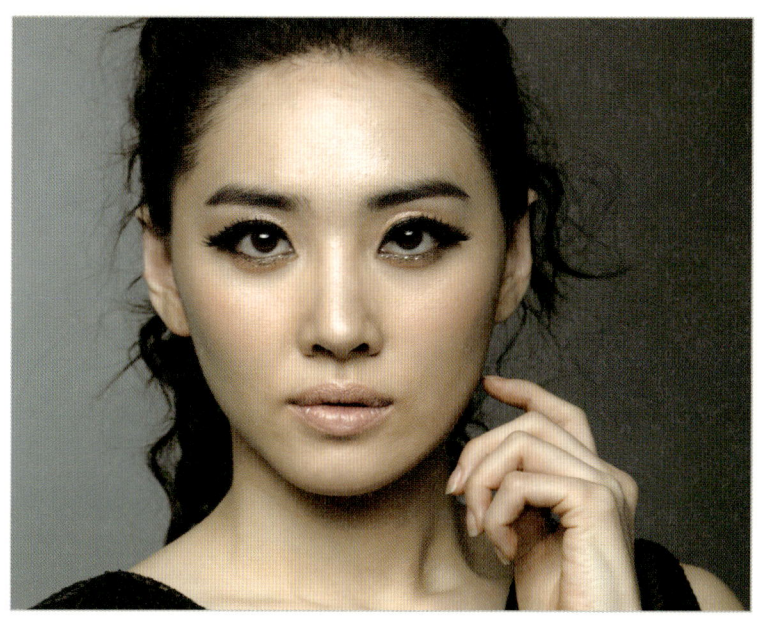

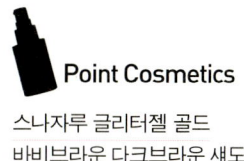

Point Cosmetics

스나자루 글리터젤 골드
바비브라운 다크브라운 섀도

진한 브론즈보다는 피부색에 가까운 누드톤의 파운데이션을 얼굴 전체에 바른 뒤, 그 위에 파우더 타입의 하이라이터를 덧발라주면 베이스만으로도 얼굴에 음영이 생긴다. 거기에 세밀한 스파클링 펄을 소량 발라주면 피부톤이 고르고 화사해 보인다.

아이라이너는 젤 타입을 선택한다. 그리기는 조금 어렵지만 선명하게 그려지고 번짐이 거의 없다. 블랙 젤아이라이너로 전체적인 모양을 잡아주고 붓펜아이라이너를 덧발라 마무리한다. 그 위에 브론징 섀도, 그리고 이보다 한 톤 어두운 다크 브라운 섀도를 바르고 잔잔한 스파클링 입자를 올려주면 훨씬 더 강렬하고 생동감 있는 표현이 가능하다. 브라운과 블루가 은은하게 믹스된 컬러렌즈를 끼면 더욱 신비로워 보인다.

여러 군데 포인트를 주는 것보다 한 곳에만 포인트를 주는 원포인트 메이크업이 훨씬 세련되고 고급스러워 보인다. 아이 메이크업에 충분히 포인트를 주었으므로 립 메이크업은 최대한 내추럴하게 하는 것이 좋다. 베이지 또는 라이트핑크 컬러의 펄감이 전혀 없는 립스틱을 선택하도록 한다. 입술 전체에 립스틱을 바르면 화장이 진해 보이고 촌스러워 보일 수 있다. 입술 중앙을 좀 더 짙게 바르고 립라인 쪽으로 갈수록 옅게 발라 그라데이션 효과를 준 다음, 아랫입술에만 립글로스를 덧발라 생기 있고 볼륨감 넘치는 입술로 연출한다.

여러 군데 포인트를 주는 것보다 한 곳에만 포인트를 주는 원포인트 메이크업이 훨씬 세련되고 고급스러워 보인다.

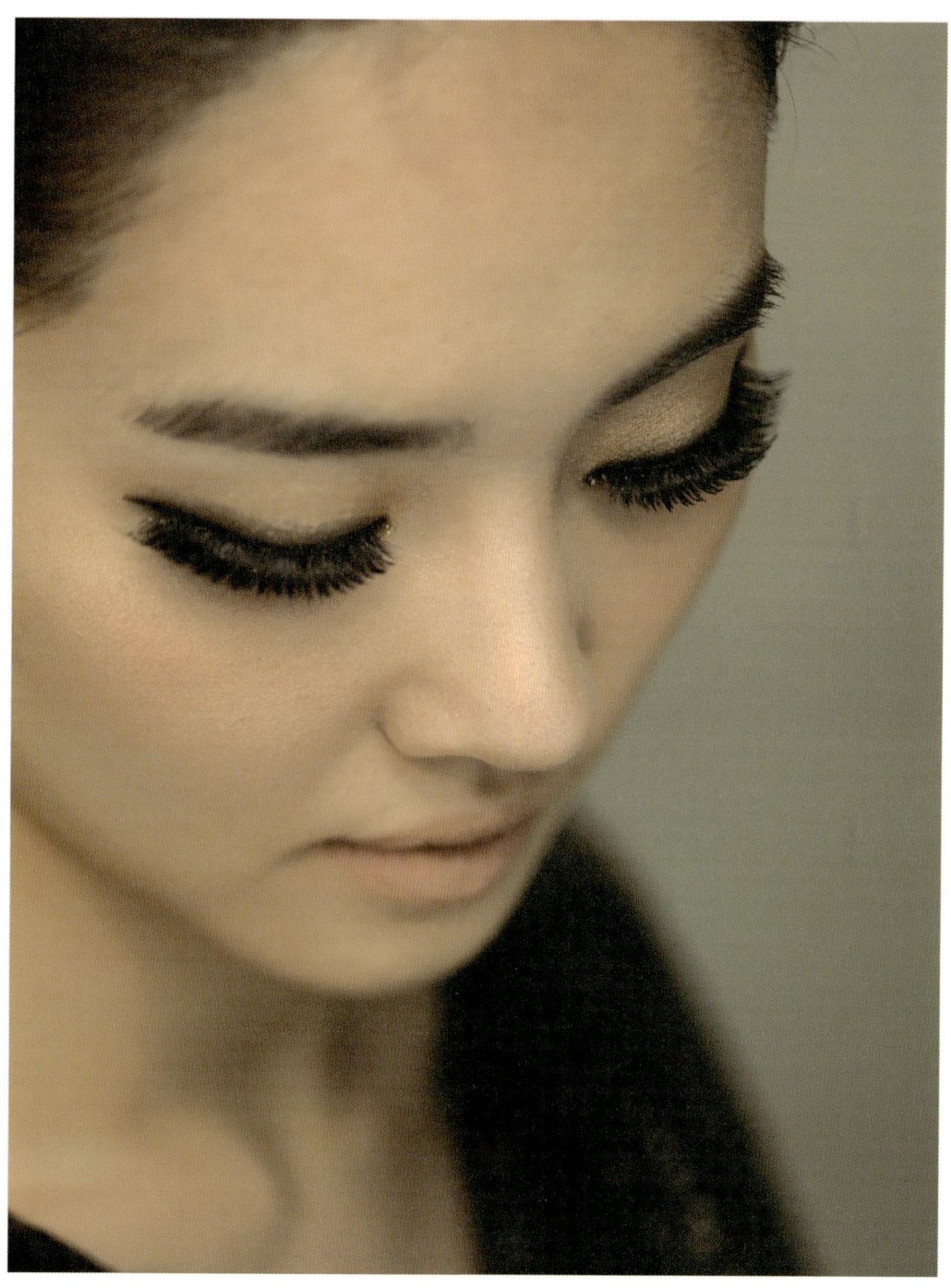

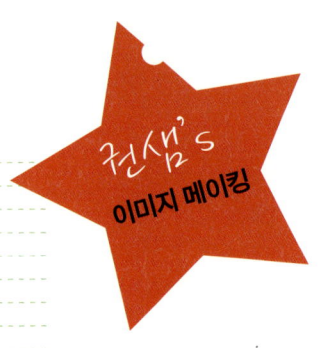

clothes

몸에 달라붙는 골드나 블랙 컬러의 원피스는 카리스마와 섹시함을 동시에 발산할 수 있다. 작은 스팽글 장식이 달려 있거나 화려한 문양이 프린트된 원피스는 수많은 클러버들 사이에서도 눈길을 끌 수 있을 것이다. 집으로 돌아가는 새벽이 머쓱하지 않도록 블랙 재킷 하나를 챙겨가는 센스!

hair

치렁거리는 긴 머리는 주변 사람들에게 더워 보이기만 할 뿐이다. 포니테일로 올려 묶은 머리는 시원하면서도 섹시한 느낌을 준다.

shoes

발은 비록 고생일지라도 오늘만큼은 킬힐에 도전! 앞뒤로 다 막힌 구두는 땀이 찰 뿐 아니라 답답해 보이므로 스트랩 장식으로 오픈되어 있는 스타일을 선택한다. 킬힐을 신고선 걷기도 힘들다면 과감하게 미니 원피스에 매니시한 워커를 매치하는 것도 좋다.

accessory

의상 컬러와 어울리는 작은 클러치를 들도록 한다. 클러치 속에는 번진 아이라인을 정리해줄 면봉 몇 개, 휴대폰, 립글로스, 지갑 정도만 챙기면 된다. 레오파드나 지브라 무늬 또는 스팽글이나 큐빅으로 장식된 화려한 클러치로 엣지 있는 룩을 완성할 수 있다. 다소 밋밋한 원피스를 골랐다면 크고 볼드한 느낌의 액세서리로 포인트를 준다.

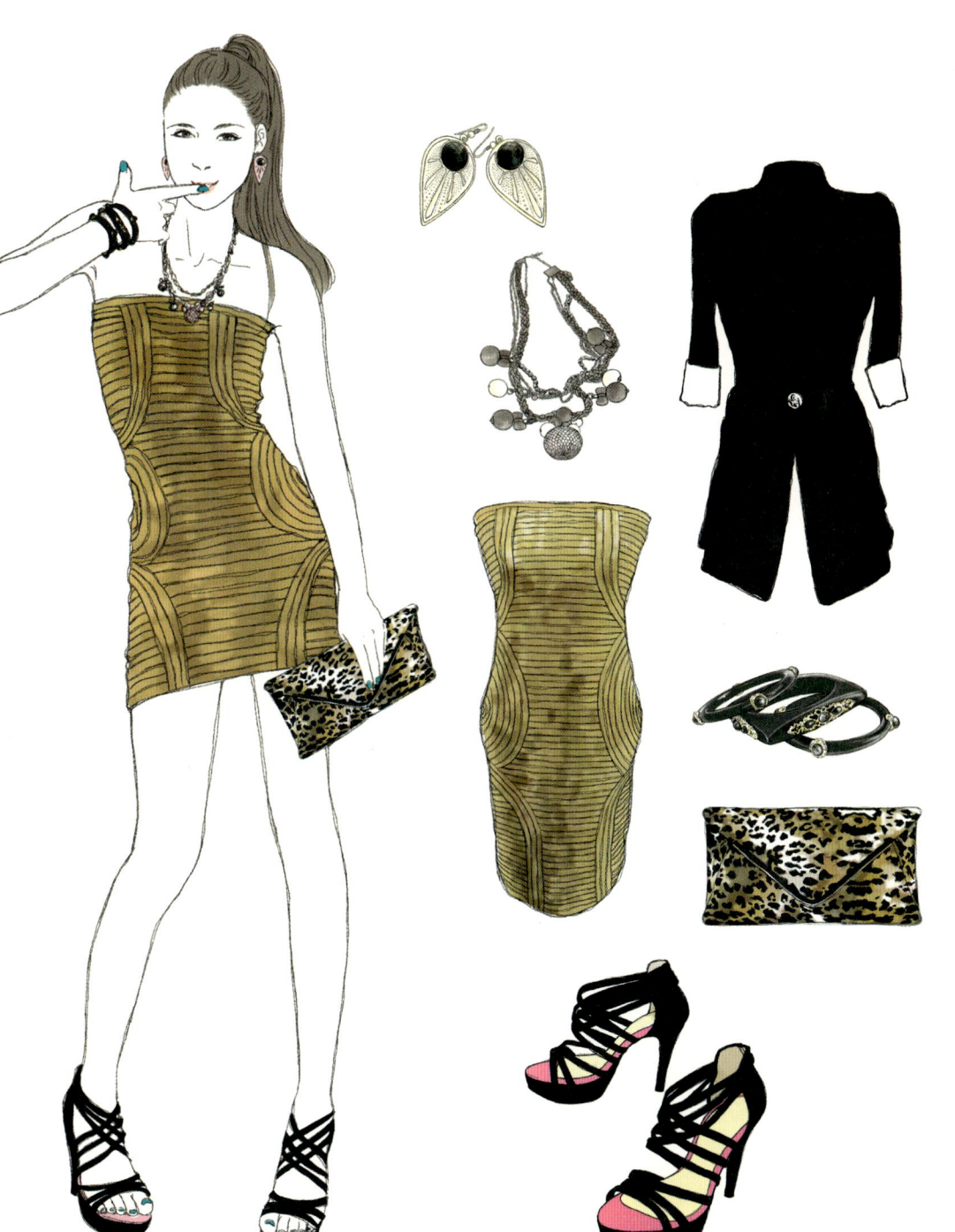

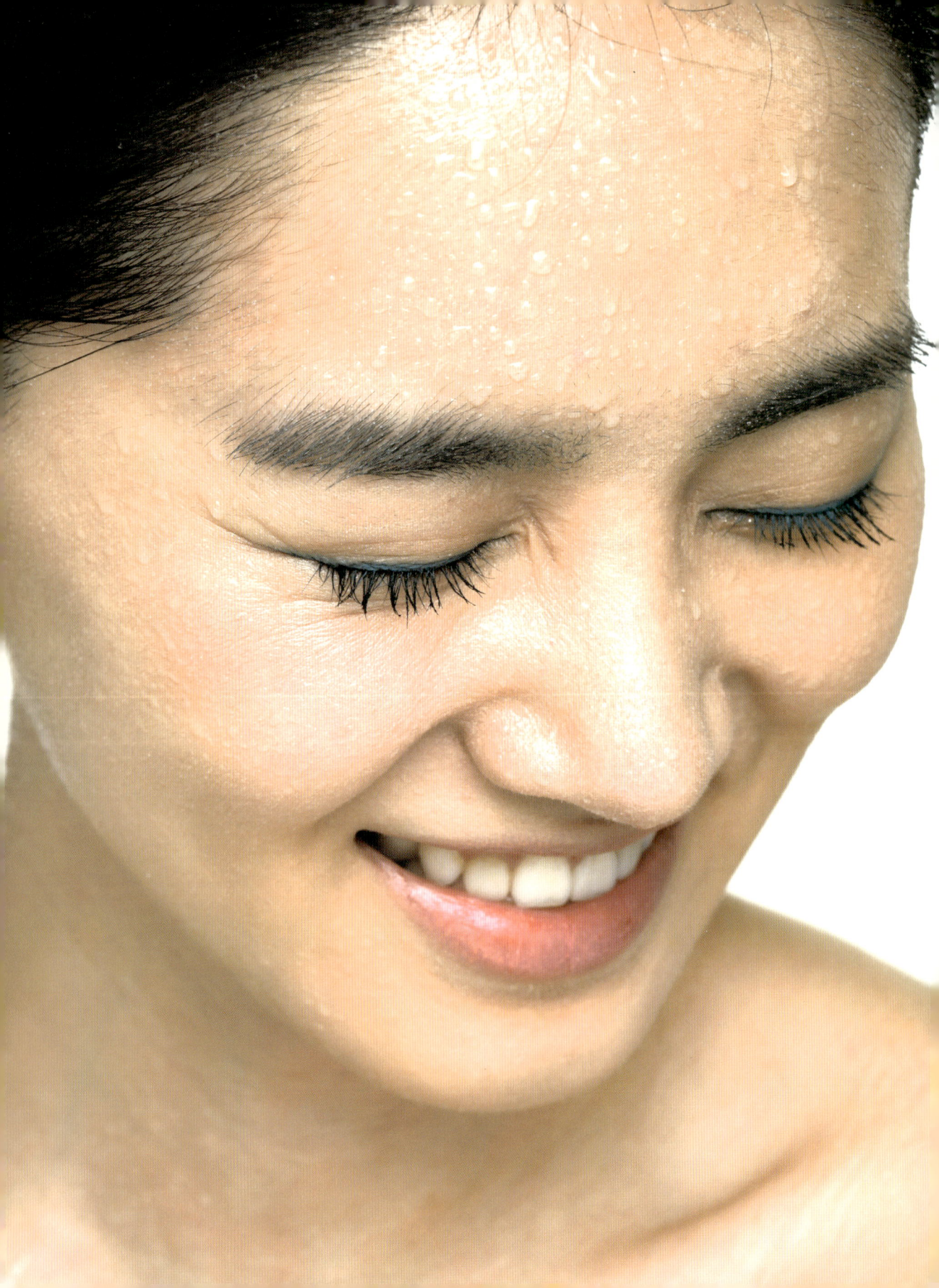

물 앞에서 당당한
방수 메이크업

더운 여름에 바닷가, 워터파크…… 생각만 해도 신 나지만 걱정되는 한 가지는 바로 물에 닿아 화장이 지워지면 어쩌나 하는 것이다. 그리고 물놀이 후 찾아오는 화끈한 후유증! 살이 타서 따갑고 건조해진다는 것. 하루 종일 물속에 있으면 보습 걱정 안 해도 될 것 같지만 문제는 물 밖으로 나오면서부터다. 갑자기 보습이 중단되면 몸이 당황하게 되고 물속에 있을 때처럼 보습을 해주길 원하는 신호를 보낸다. 그래서 물놀이 후의 보습이 더욱 필요하다.

물놀이를 떠나기 전 수분 제품은 과하다 싶을 정도로 많이 챙기도록 하자. 수분미스트, 수분 마스크, 수분 세럼, 쿨젤링 등 수분 공급과 피부 진정 효과를 주는 제품들은 필수적으로 가져가야 한다. 실내가 아니라면 선크림, 선스프레이를 함께 챙겨가야 함은 두말 할 필요가 없다. 피부에 지저분해 보이는 얼룩을 만들고 싶지 않다면 선크림은 기본적으로 바르고 수시로 선스프레이를 발라 자외선을 차단해준다. 선스프레이는 보습 효과도 있어서 물놀이를 갈 때 매우 유용하게 쓸 수 있다.

여기서는 베이스 메이크업 전에 젤 타입 수분크림을 충분히 발라주는 것이 중요하다. 그다음 선크림을 바른 뒤 자외선 차단 기능이 함유된 파운데이션을 바른다. 파우더는 생략한다.

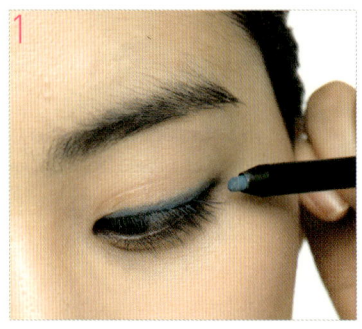

1 워터프루프 리퀴드아이라이너로 눈 모양을 따라 아이라인을 그린다. 아이라인 위에 시원한 색감의 블루 아이라이너를 덧발라준다. 역시 워터프루프 기능이 있는 것을 사용한다.

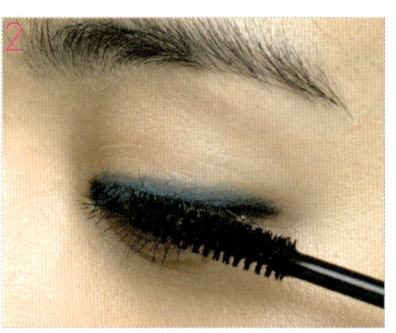

2 워터프루프 마스카라를 발라 마무리한다.

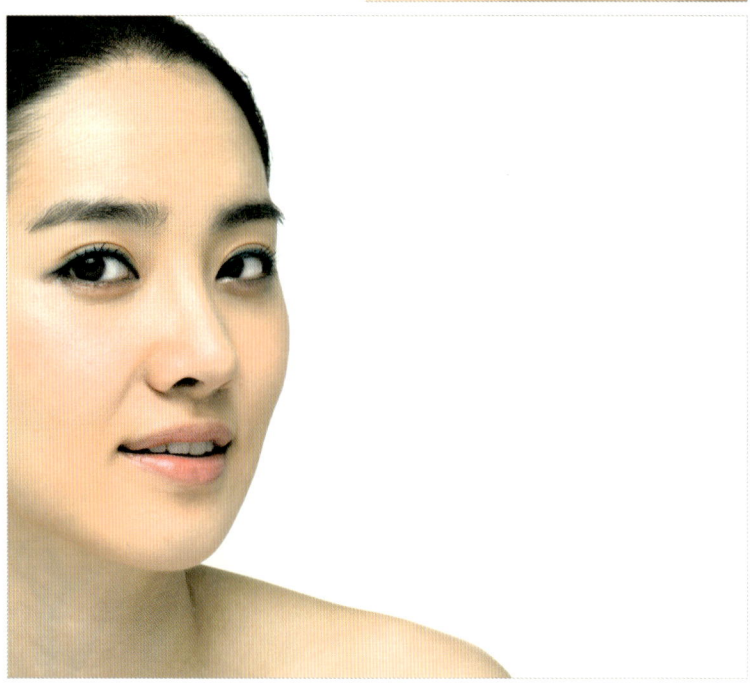

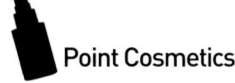

Point Cosmetics
클리오 젤프레소아이라이너 블루
클리오 워터프루프 마스카라 블랙

메이크업을 한 상태에서 피부가 건조하다고 물을 묻히면 물이 마르자마자 얼굴이 더 당긴다. 워터파크 같은 곳은 수시로 물속을 들락날락 하기 때문에 물 밖으로 나왔을 때 피부 당김이 더 심하다. 그렇기 때문에 방수 메이크업을 하기 전에는 피부에 수분 공급을 충분히 해주어야 한다.

베이스 메이크업 전에 스킨, 에센스, 크림 기능을 모두 갖춘 젤 타입의 수분크림을 듬뿍 발라 두드려 흡수시킨다. 열기로 인해 피부가 건조해지는 것도 막고, 피부가 손상되고 탄력이 떨어지는 걸 막을 수 있다. 그런 다음 강한 자외선을 차단할 수 있는 SPF 50 정도의 선크림을 바른 뒤, 그 위에 SPF 20 정도 함유된 파운데이션을 발라준다. 아이라이너와 마스카라는 워터프루프 기능이 있는 제품으로 사용한다. 꼭 방수 메이크업에만 사용할 수 있는 것은 아니므로 처음 구입할 때부터 워터프루프 기능의 제품을 선택하도록 한다. 섀도는 잘 번지고 지워지므로 과감하게 생략하는데 밋밋해보이지 않도록 블루톤의 아이라이너를 위아래로 덧그려 청량한 느낌을 준다. 마지막으로 아이라인 픽서를 라인 위에 덧발라 강력한 워터프루프 아이를 완성한다. 픽서는 여러 번 바를 필요 없이 한 번만 발라도 충분하다. 평소에도 아이라인 픽서를 발라주면 아이라인 번짐을 방지할 수 있으나 깨끗이 지우기가 힘들므로 특수한 경우에만 사용하는 것이 좋겠다. 마스카라는 평소보다 약하게 발라 선명한 느낌만 주도록 한다.

방수 메이크업을 하기 전에는 피부에 수분 공급을 충분히 해주어야 한다.

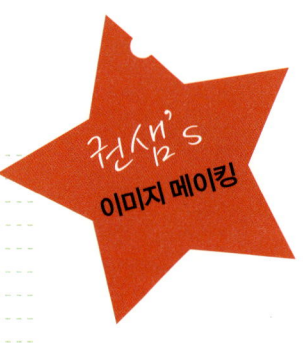

clothes

수영복과 함께 비치웨어도 준비한다. 비키니보다 원피스가 덜 부담스러울 거라고 생각하는 사람들도 많은데 원피스 수영복이야 말로 진짜 몸매가 날씬한 사람이 입어야 어울린다. 비키니는 위아래가 나뉘어져 있기 때문에 시선을 분산시키므로 대부분의 체형은 원피스보다 비키니를 입는 것이 좋다. 물 밖으로 나왔을 때 걸칠 얇은 후드 집업과 엉덩이를 가려줄 스커트도 준비한다. 로맨틱한 저녁을 위해 시원한 색감의 미니 드레스도 하나 정도 챙겨간다.

hair

숏커트나 짧은 단발이 아니라면 귀여운 느낌의 당고머리가 최선이다. 물속에서는 헝클어지지 않아 좋고 물 밖에서는 잔머리가 살짝 마르면서 부스스한 느낌을 주기 때문에 은근 섹시한 느낌까지 준다.

shoes

고민할 것 없이 플립플랍. 신고 벗기 편하고 물에 젖어도 금방 마른다. 굳이 물속에서 신발을 신어야 한다면 뒤쪽에 스트랩이 달려 있는 플랫 샌들이나 아쿠아슈즈를 신도록 한다.

accessory

챙이 넓은 모자와 선글라스는 필수다. 물속에 빠뜨리고 후회하지 않으려면 다른 일반적인 액세서리는 착용하지 않는다.

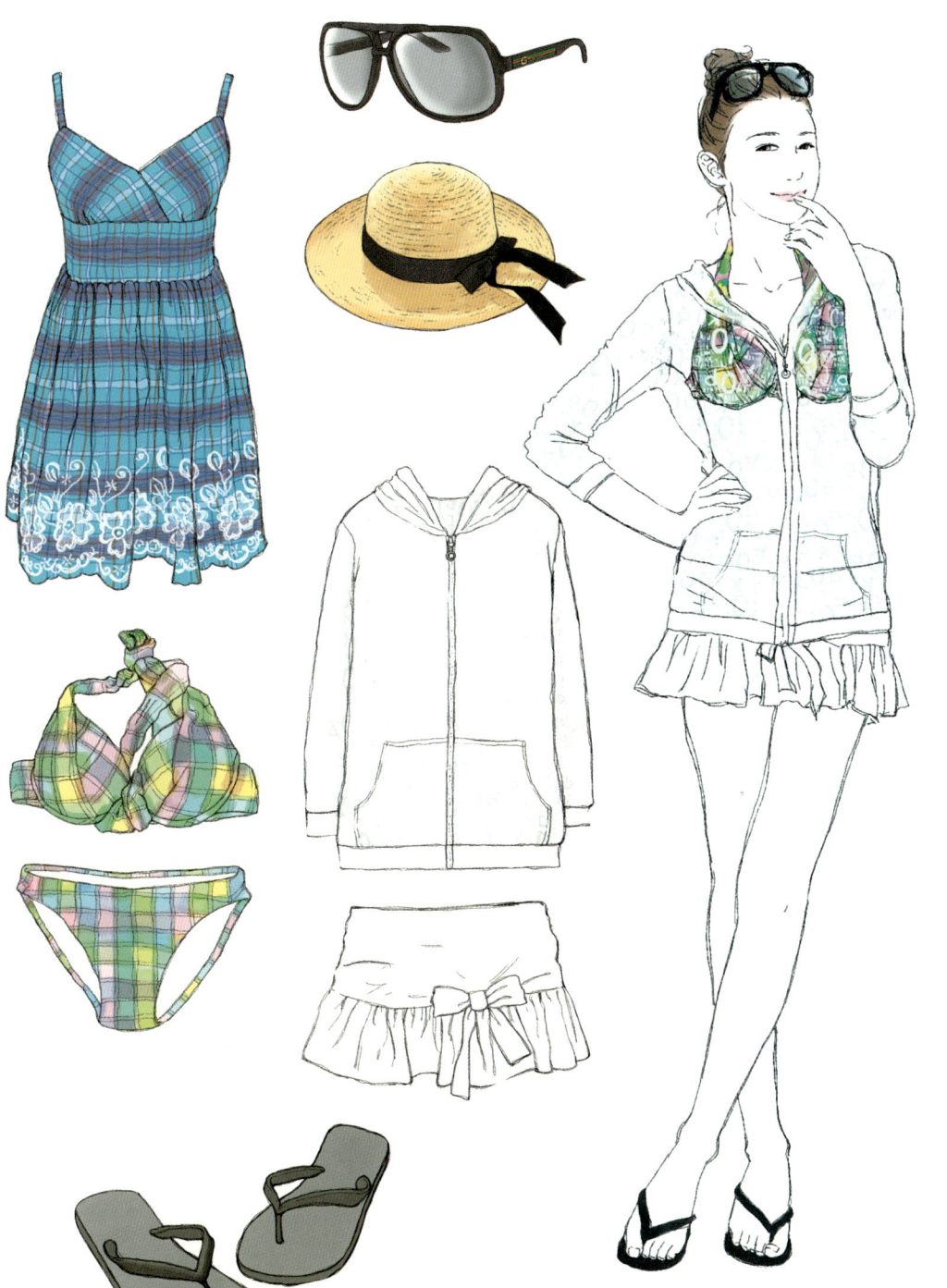

TPO 메이크업&이미지 메이킹 125

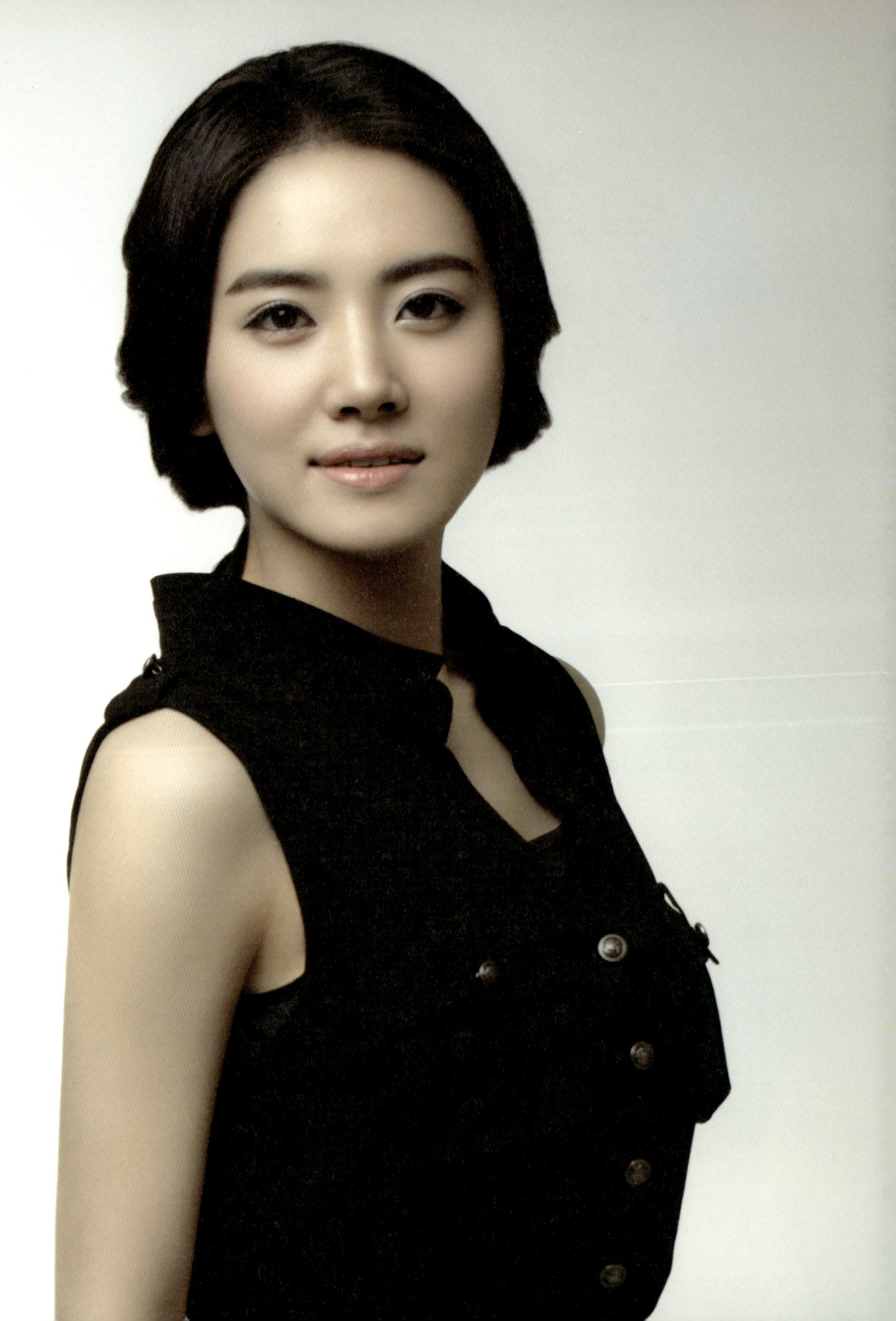

결혼식장에서 두 번째로 빛나는 하객 메이크업

 사랑하는 친구의 결혼식 날. 어떤 날은 부케를 받고, 어떤 날은 친구들과 드레스를 맞춰 입고 들러리를 서기도 한다. 이날만큼은 꼭 지켜야 할 단 한 가지! 절대 신부보다 예뻐 보여서는 안 된다는 것. 예뻐 보이더라도 반드시 신부 다음으로 예뻐 보일 것! 그런데 사실 이건 좀 쉽다. 셀 수 없이 많은 웨딩 메이크업을 진행하면서 느낀 건데, 신부보다 예쁜 여자는 이 세상에 없는 것 같다.

결혼식장에 하객으로 갈 때는 차분해 보이는 인상을 주는 것이 좋다. 어르신들도 많고 미래에 내 남편이 될지도 모르는 신랑측 친구들도 많이 오기 때문이다. 가장 신경 써야 하는 부분은 피부 화장이다. 결혼하는 친구의 가족, 친지들이나 신랑측 지인들 등 처음 보는 사람들과 인사 나눌 일이 많으므로 가까이에서 봐도 모공 하나 없이 매끈한 피부로 만드는 것이 중요하다. 결혼식장에서 신부 다음으로 아름다운, 두 번째 주인공이 되어보자.

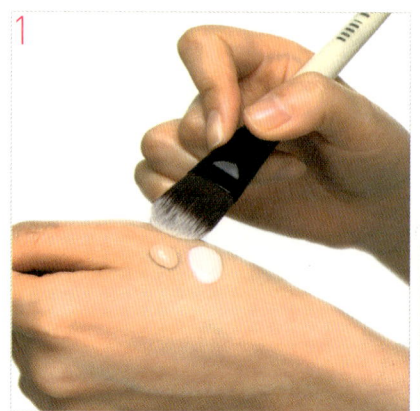

1

2 미세한 펄 입자의 파우더를 소량만 브러시로 발라준다.

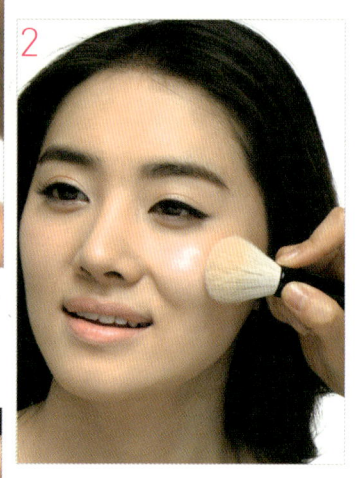

1 펄감이 있는 수분베이스와 리퀴드파운데이션을 섞어서 얇게 바른다.

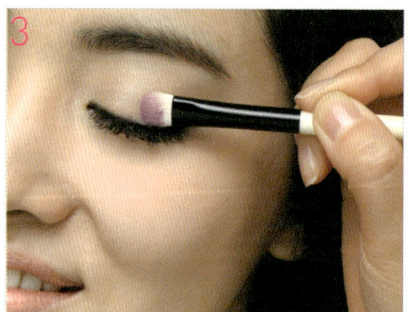

3

3 눈꼬리를 살짝 올려 아이라인을 그린 뒤, 퍼플 새도를 아이홀까지 바르고 눈 언더 앞쪽에만 화이트 펄새도를 발라준다.

4 살굿빛 립스틱과 같은 컬러의 립글로스를 바르고 연핑크 블러셔를 애플존에 발라 마무리한다.

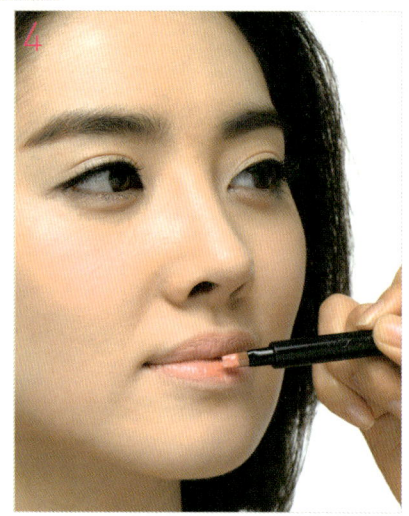

Point Cosmetics

조르지오아르마니 플루이드 쉬어 수분베이스 7호
조르지오아르마니 디자이너 리프트 파운데이션
루나솔 샤이닝 파우더 화이트 미스트

매일같이 올라오는 여자 연예인들의 민낯 사진을 보면 화장기가 거의 없는 것 같은데도 너무 예뻐 보여 볼 때마다 부러울 따름이다. 물론 그녀들은 정기적으로 피부관리실에서 전문가의 케어를 받을 것이고, 보통 사람들은 엄두도 못내는 고가의 화장품을 펑펑 쓰고 있을지도 모른다. 하지만 그렇다고 해서 우리가 그녀들처럼 매끈한 도자기 피부를 지레 포기할 필요는 없다. 중저가의 좋은 화장품도 많고 지금보다 조금 더 부지런히 셀프케어를 하면 되고, 무엇보다 메이크업으로 도자기 피부를 만들면 되니까!

모공 하나 없이 깨끗해 보이고 얼굴에서 빛이 나는 광채 피부. 이런 광채 피부의 비결은 얼굴 위에서 자연스럽게 반짝이는 펄에 있다. 은은하게 펄감이 있는 수분베이스를 티존과 애플존에 가볍게 바른 뒤 리퀴드파운데이션을 전체적으로 발라준다. 마지막으로 아주 미세한 펄 입자의 파우더를 소량만 브러시로 발라 마무리 해주면 광채 베이스 메이크업이 완성된다.

모공 하나 없이 깨끗해 보이고 얼굴에서 빛이 나는 광채 피부. 이런 광채 피부의 비결은 얼굴 위에서 자연스럽게 반짝이는 펄에 있다.

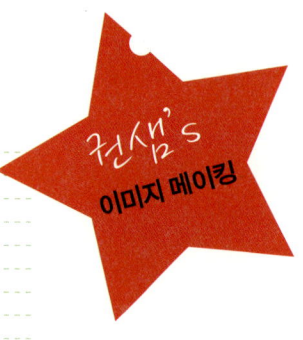

clothes

결혼식장에 갈 때 지켜야 할 한 가지 룰이 있다. 순백의 아름다운 신부를 위해 화이트톤의 의상은 피할 것. 심플한 디자인의 블랙 또는 네이비톤의 원피스가 가장 무난하다. 신랑이나 신부 쪽 지인으로 참석하는 자리인데 너무 요란한 차림은 신랑신부의 이미지를 격하시킬 수 있다. 경쾌하고 세련된 느낌을 주고 싶다면 스트라이프 무늬의 원피스가 좋겠다.

hair

남는 건 사진뿐! 친구들끼리 모여 사진 찍을 때를 대비해서 드라이로 컬을 주어 풍성하게 연출하거나 느슨하게 묶어 얼굴이 작아 보이도록 한다.

shoes

오픈토 슈즈로 여성스러움을 강조한다. 어두운 컬러의 슈즈는 다리를 날씬해 보이게 하는 효과가 있다.

accessory

신부의 짐을 대신 들어줘야 하는 경우가 생길 수 있으므로 숄더백이나 긴 끈이 달려 있는 토트백을 선택한다. 결혼식장 안은 조명이 많기 때문에 큐빅이 촘촘하게 박혀 너무 반짝거리는 액세서리는 피하는 것이 좋다.

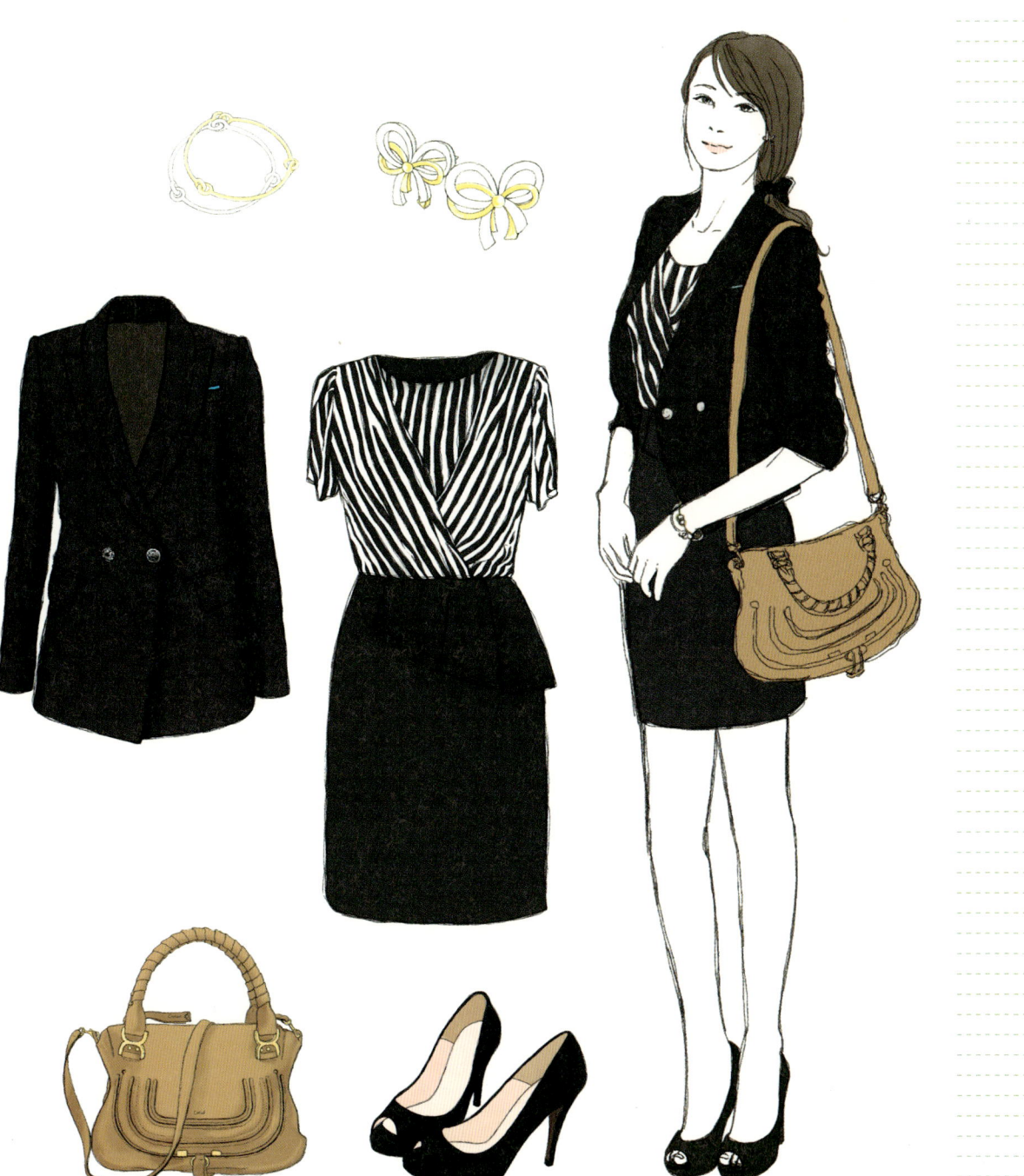

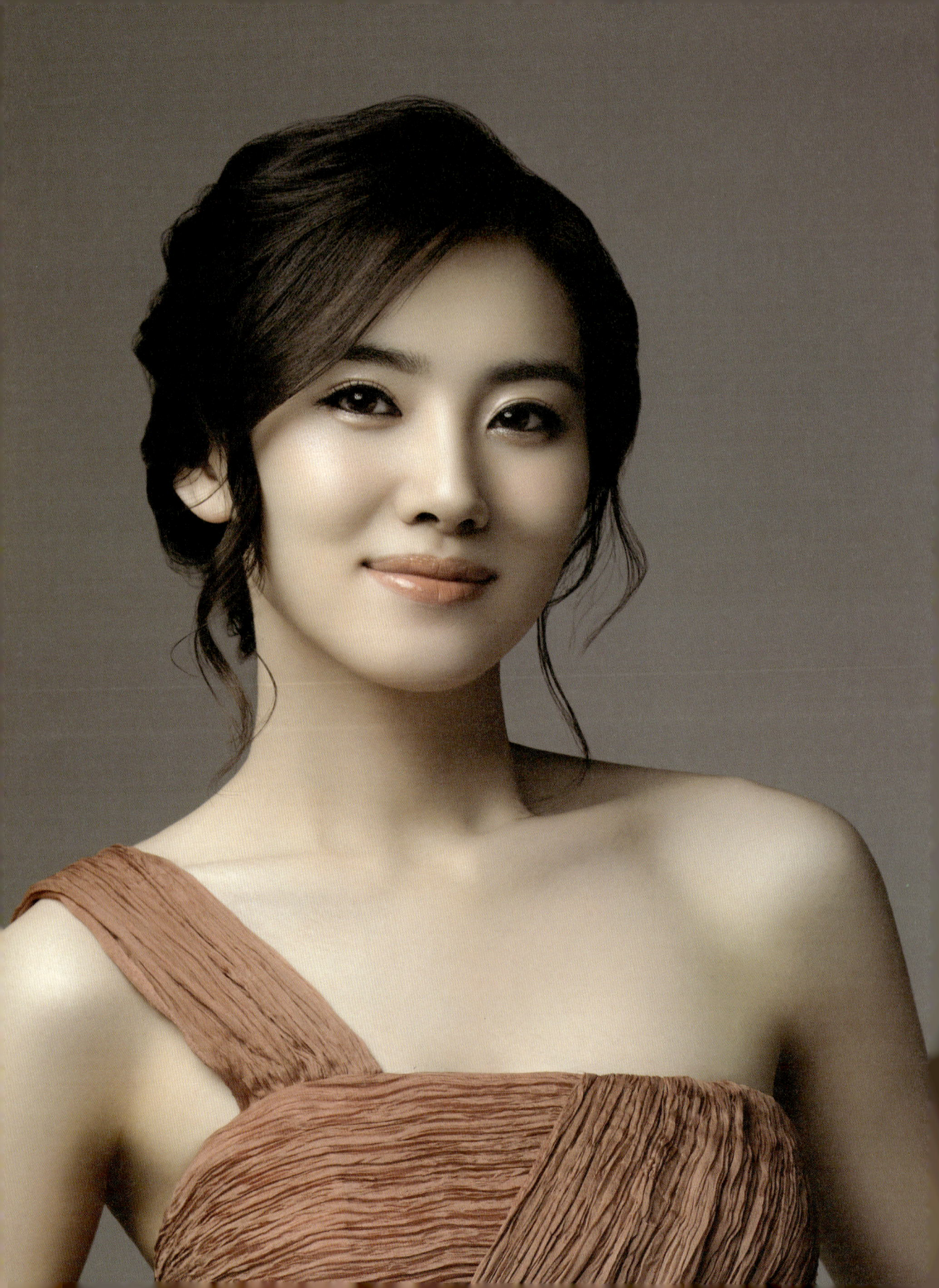

제대로 변신하는
파티 메이크업

이름만 들어도 가슴이 설레는 단어, 파티! 여자라면 누구나 파티의 아름다운 주인공을 꿈꾸지 않을까? 내가 이십대 때만 해도 파티는 vip들만의 전유물이라는 이미지가 강했는데 요즘은 보편적인 하나의 문화로 자리 잡아 가고 있는 듯하다. 뭐니뭐니 해도 파티의 백미는 과감한 드레스와 화려한 메이크업! 평소의 내 모습은 잠시 잊고 제대로 변신해보자.

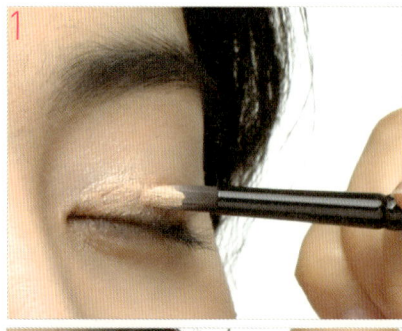
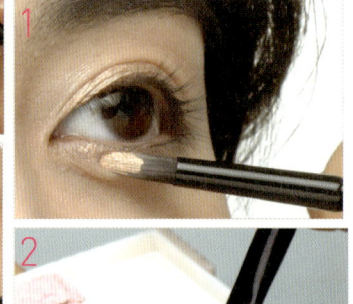

1 크림 타입의 골드빛 섀도를 아이홀 전체와 눈 밑 애교살에 바른다.

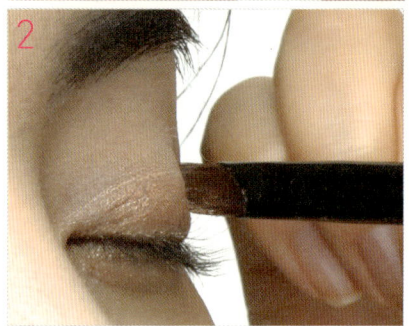
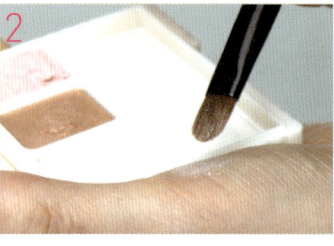

2 그 위에 가루 타입의 골드 펄섀도를 덧바른다.

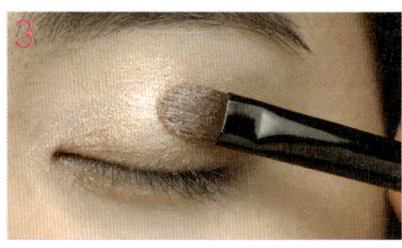

3 아이홀에 펄감이 강한 연핑크 펄섀도를 발라준다.

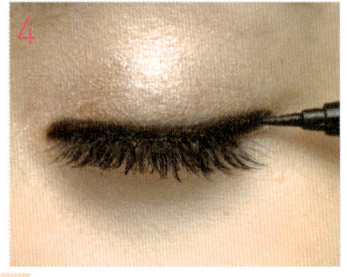

4 인조 속눈썹을 가닥가닥 잘라서 붙이고 붓펜아이라이너로 눈꼬리를 길게 빼서 그린다.

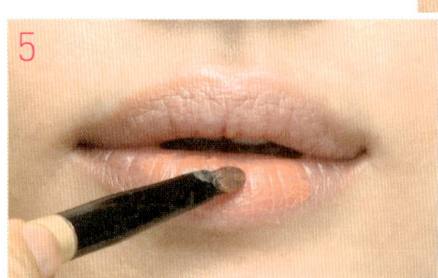

5 피치색 립스틱과 블러셔를 발라주면 고혹적인 매력의 파티 메이크업이 완성된다.

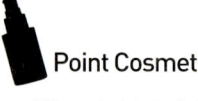

Point Cosmetics
스킨푸드 마이쇼트케익 펄PGD 01호

파티장에 너무 수수한 모습으로 나타나는 건 예의가 아니다. 오늘만큼은 나를 버리고 완전히 다른 사람으로 과감하게 변신해보자. 뭐라고 할 사람 아무도 없다. 재미없는 일상을 날려 버리는 이런 변신, 한 번쯤은 필요하다.

깨끗하게 정돈된 베이스에 잔잔한 펄섀도를 눈두덩 전체에 바른다. 그 위에 블링블링한 골드섀도를 쌍커풀 라인까지만 발라준다. 조명을 받거나 눈을 아래로 내렸을 때 은은하게 반짝이므로 더욱 섹시해 보일 수 있다. 파티에 갈 때는 업스타일 헤어를 하는 경우가 많은데 이때 인조속눈썹을 붙여 볼륨감을 주면 환상적인 옆모습을 완성할 수 있다. 통으로 된 속눈썹을 붙이는 게 부담스럽다면 눈꼬리에만 붙이는 것도 좋은 방법이다. 아이메이크업의 하이라이트는 바로 아이라인 그리기. 붓펜아이라이너로 과감하게 캣츠아이에 도전해보자. 눈꼬리를 길게 빼고 끝을 올려 고양이 같은 눈매로 만들면 그동안 숨어 있었던 섹시함이 마구 발산될 것이다. 아이메이크업을 강하게 하면 립메이크업은 내추럴하게 하는 것이 정석이지만 이날만큼은 무시해도 괜찮다. 개인적인 취향이나 의상에 따라 레드 컬러나 와인 컬러의 립스틱을 발라 도도하고 이지적인 분위기를 연출한다.

가장 중요한 건 바로 애티튜드! 가슴골이 드러나는 게 신경쓰여서 손으로 가리느라 정신없다면, 익숙지 않은 하이힐 때문에 계속 앉을 곳만 찾아다닌다면, 이럴 거라면 차라리 집으로 돌아가는 것이 좋겠다. 파티장에 들어선 순간부터 이곳의 주인공은 바로 나라는 마음으로 당당하고 도도하게 즐겨라. 비록 다음날 물집 잡힌 발가락마다 밴드를 칭칭 감게 되더라도!

파티장에 들어선 순간부터 이곳의 주인공은 바로 나라는 마음으로 당당하고 도도하게 즐겨라.

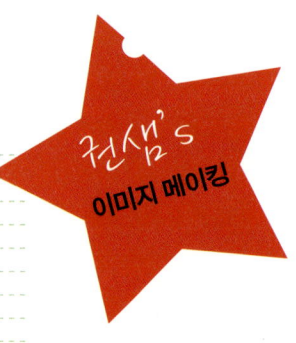
권샘's 이미지 메이킹

clothes

여신풍의 롱드레스, 가슴의 굴곡을 그대로 드러내는 튜브탑미니드레스, 반전이 있는 백 오프드레스, 뭐든 좋다. 드레스는 입는 순간 여자를 가장 여자이게 만든다. 그중에서도 원 숄더드레스는 여성의 아름다운 곡선과 우아함을 보여줄 수 있는 가장 좋은 아이템이다.

hair

목선은 여자들만이 가진 매력포인트 중 하나다. 먼저 얼굴이 갸름해 보이도록 가르마를 7:3으로 나누고 업스타일 헤어를 완성하여 길고 하얀 목선을 드러낸다. 실제보다 나이가 들어 보이는 단점이 있지만 그동안 몰랐던 자신의 엘레강스한 모습을 보게 될 것이다.

shoes

드레스에 특별한 장식이 없다면 구두에 포인트를 준다. 큐빅이 많이 박혀 있거나 컬러가 화려한 구두를 선택한다.

accessory

파티에 빠질 수 없는 클러치 또한 화려한 장식이 있는 것으로 고른다. 한쪽 어깨만 노출되어 있으므로 목걸이는 생략하는 것이 좋다. 크고 반짝임이 많은 귀걸이와 팔찌, 반지를 착용하여 전체적인 조화를 맞추도록 한다.

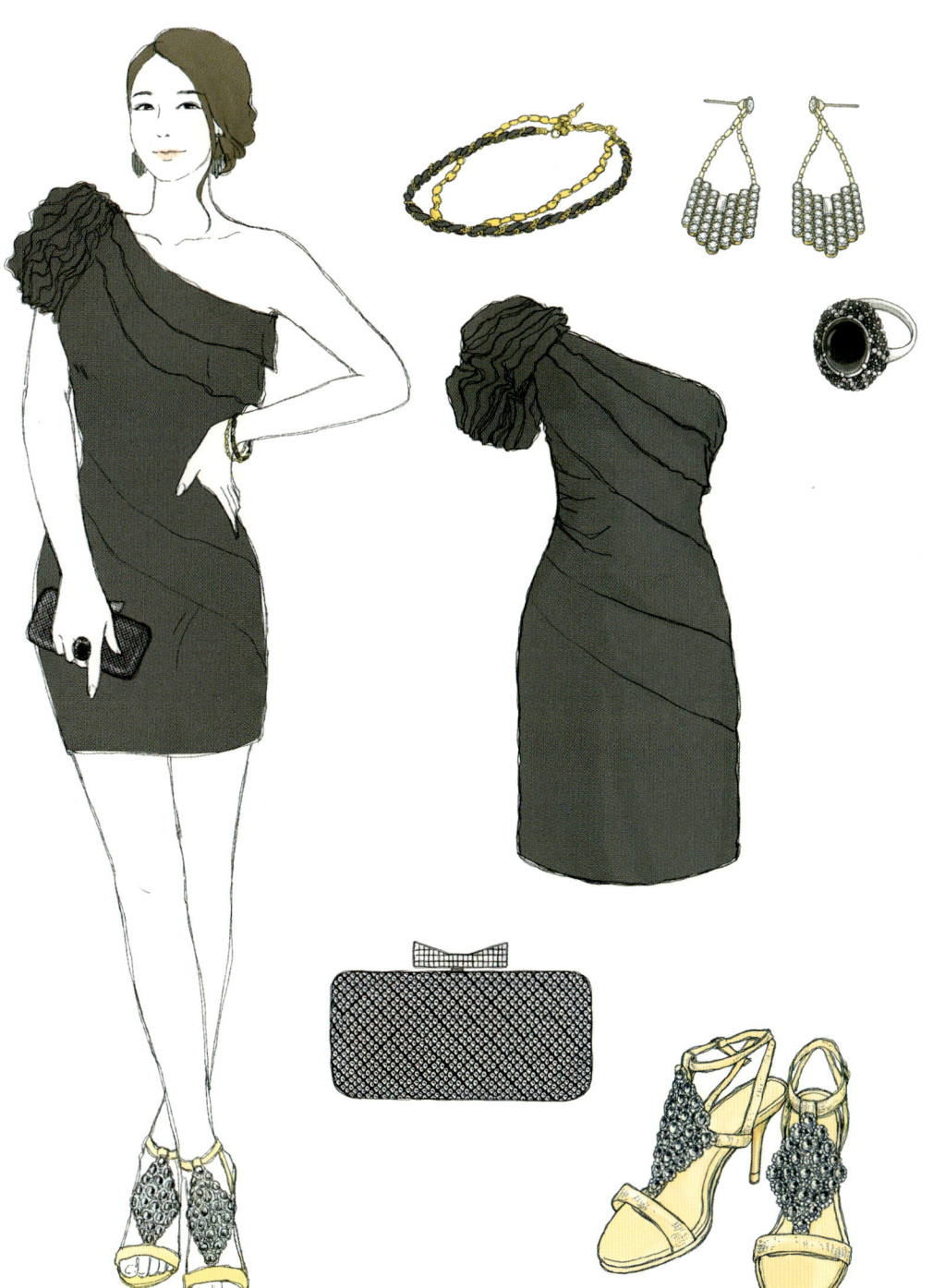

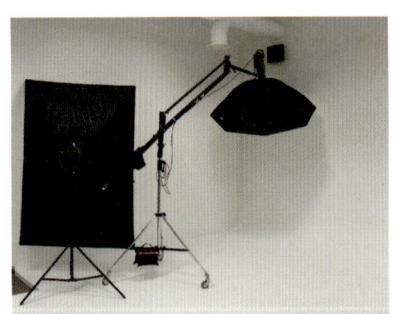
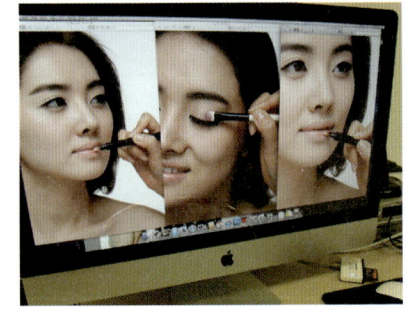
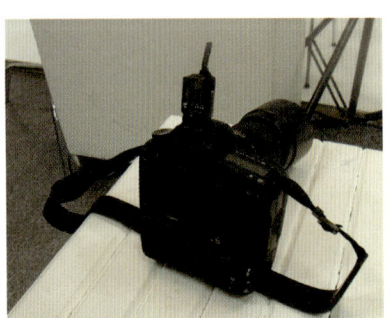
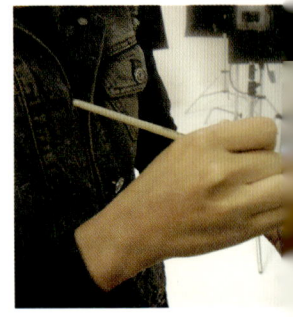

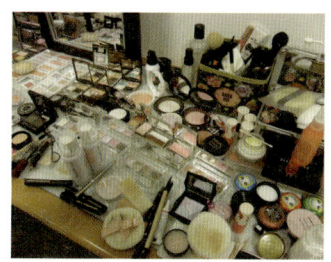
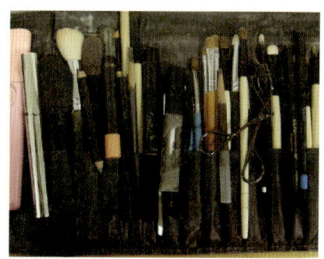
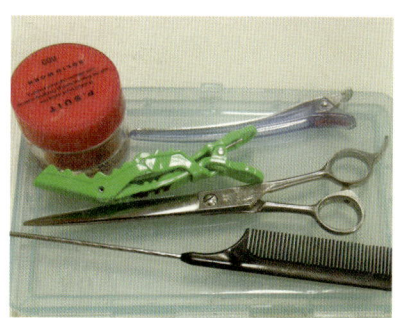
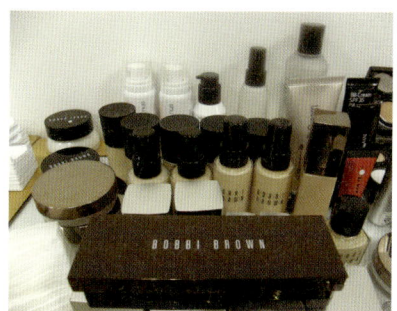
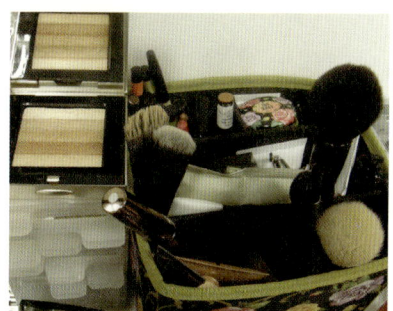

I want

makeup!

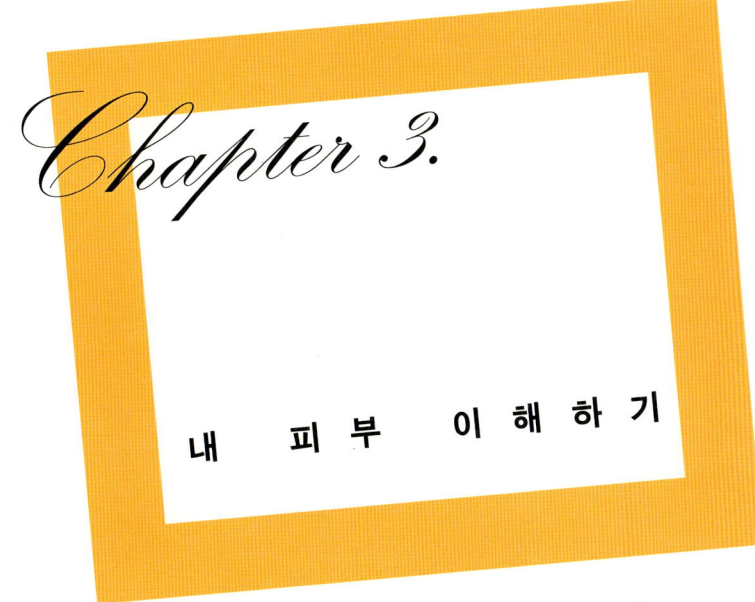

Chapter 3.
내 피부 이해하기

메이크업의 전 과정을 통틀어 가장 정성을 들여야 하는 부분은 매끈하고 촉촉한 피부 표현이다. 완벽한 아이라인도, 인형 같은 속눈썹도, 사랑스러운 핑크빛 입술도 문제투성이 피부 앞에서는 묻혀 버리고 만다. 매끈하고 촉촉한 피부를 만들기 위해 필요한 단 한 가지는 바로 수분!
피부가 마르지 않도록 부지런히 수분을 공급해주는 것이 피부트러블로 인한 스트레스를 없애는 최선의 방법이다. 3장에서는 피부와 수분의 관계를 집중적으로 다루었다. 시시각각 변하는 피부의 상태를 잘 체크하고 거기에 맞게 관리해준다면 전문가의 손길 없이도 피부는 충분히 아름다워질 것이다.

DO

수시로 물 마시기

충분한 수면

햇빛 쨍쨍한 날은 꼭
선글라스 끼기

거울 세 번 이상 보기

기분 좋아지는 음악 듣기

화분 키우기

삼십 분 이상 걷기

고운 말 쓰기

스트레칭 자주 하기

손 자주 씻기

클렌징 꼼꼼히 하기

집 안 환기시키기

밝게 웃기

한 달에 한 권 책 읽기

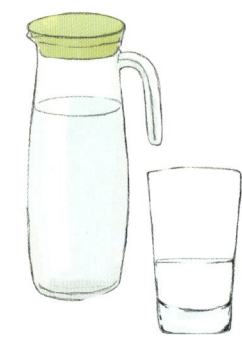
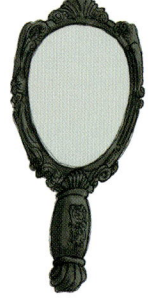
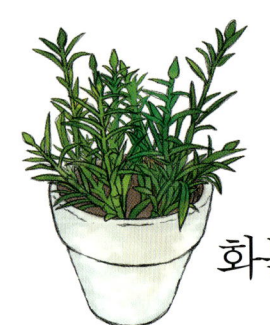
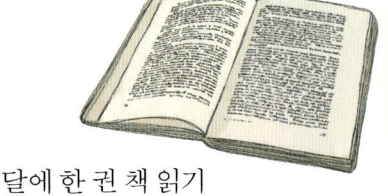

DO NOT

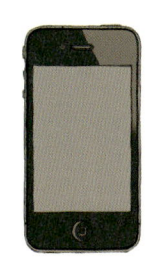

뜨거운 물에 샤워하기

하루 종일 스마트폰 들여다보기

껌 오래 씹기

담배 피우기

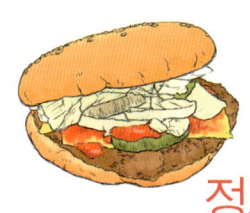

정크 푸드 자주 먹기

클렌징 안 하고 잠자기

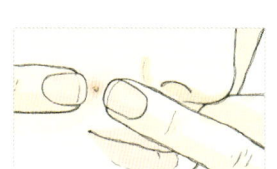

뾰루지 손으로 짜기

몸에 꽉 끼는 옷 입기

입술 각질 물어뜯기

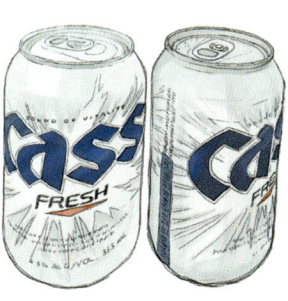

술 많이 마시기

하이힐 신고 오래 걸어 다니기

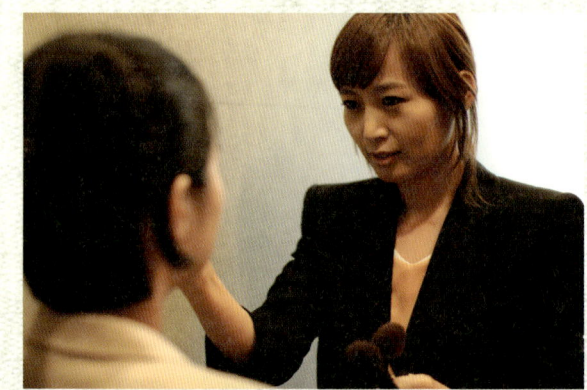
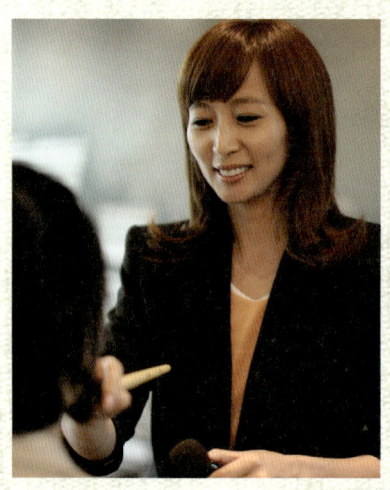
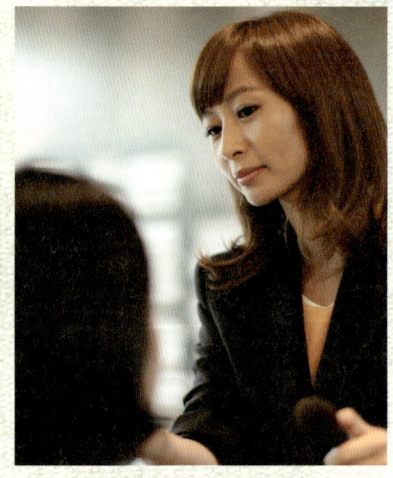
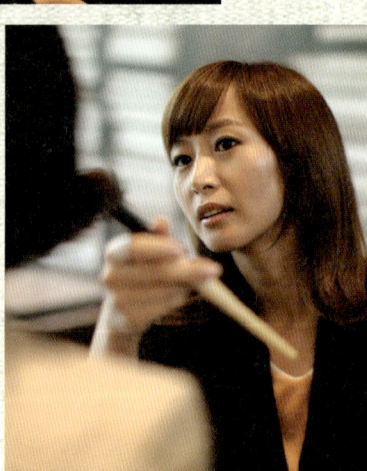
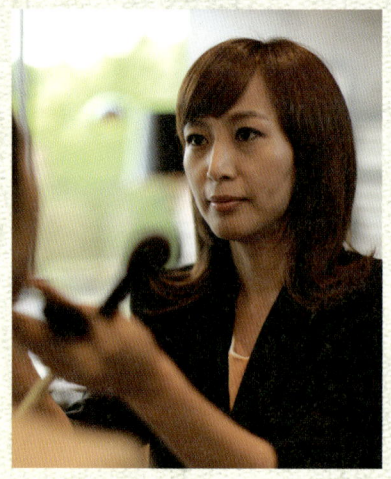

예쁜 얼굴의 배우에게 좋은 피부의 비법이 뭐냐고 물으면 부끄럽다는 듯, 아니면 제법 당돌하게 꼼꼼한 세안과 잠을 잘 자는 것이라고 말한다. 누군가 나도 그렇게 세안도 잘하고 잠도 잘 자는데 왜 피부가 좋지 않냐고 물으면 나는 그냥 웃음이 나온다. 세안과 숙면이 피부에 나쁠 것은 없겠지만 좋은 피부를 갖기 위해서는 그 이상의 노력이 필요하다. 하지만 그러기 위해서는 무엇보다 먼저 자신의 피부를 잘 파악해야 한다. 하지만 그것보다 더 절실한 것은 자신의 얼굴에 대한 꾸준한 관심이다.

무엇이든 관심을 받으면 좋아지는 법이다.

예쁘다는 말을 듣는 사람들을 보면 기본적으로 고운 피부를 가지고 있다. 피부는 타고나는 거라고 흔히들 얘기한다. 그 말은 틀림없는 사실이지만 이제부터라도 꾸준히 가꿔나간다면 적어도 지금보다는 훨씬 고운 피부를 갖게 될 것이다.

하루에 물 여덟 잔, 술과 담배는 절대 금지, 채식 위주의 식사, 적당한 운동. 이 중에서 몰랐던 이야기는 하나도 없을 것이다. 단지 귀찮고 힘드니까 실천하지 못할 뿐. 우리는 매일 컴퓨터 화면으로 수많은 여자연예인들과 마주한다. 그녀들의 꿀피부, 선명한 브이라인, 슬림한 팔뚝, 개미허리, 탄탄한 복근, 늘씬한 각선미를 처음에는 부러워하다가 나중엔 "나도 쟤들처럼 관리 받으면 저렇게 될 수 있어!"라며 투덜거리고만 있는 건 아닌지? 하지만 그건 비겁한 변명일 뿐이다. 그녀들의 일상을 잘 아는 나로서는 딱 한 달만 그녀들과 일상을 바꿔보라고, 아마 일주일도 버티기 힘들 거라고 얘기해주겠다. 지금 거울을 한 번 보라. 단 한 군데라도 만족스러운 곳이 있다면 당신은 행복한 사람이다. 머리부터 발끝까지 다 불만스럽다면 우선 몸매는 옷으로 커버하고 예쁜 얼굴, 고운 피부 만들기부터 시작해보자. 일단 물부터 한 잔 쭉!

머리부터 발끝까지 다 불만스럽다면 우선 몸매는 옷으로 커버하고 예쁜 얼굴, 고운 피부 만들기부터 시작해보자. 일단 물부터 한 잔 쭉!

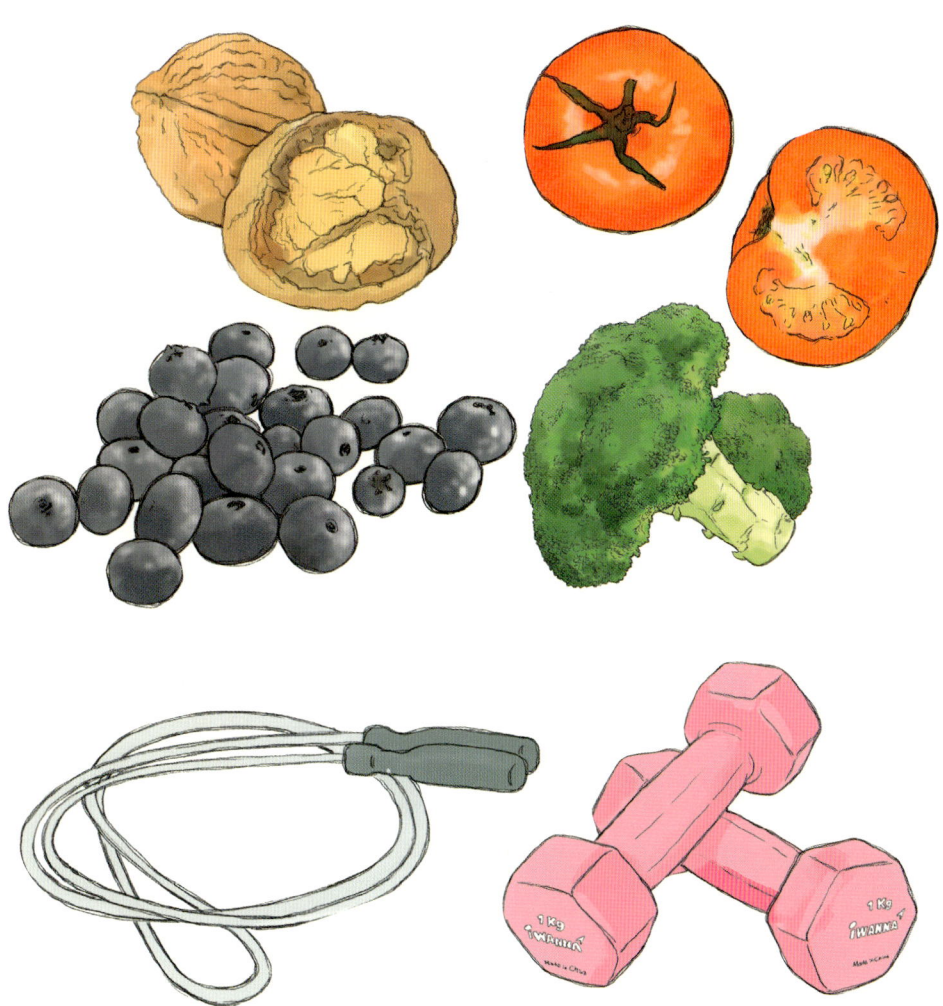

피부 타입은 언제든지 바뀔 수 있다!

"피부 타입이 어떻게 되시죠?" 화장품을 사러 가면 점원이 이렇게 묻는다. 흔히 피부를 건성/지성/복합성의 세 타입으로 나누는데, 우리는 살아가는 동안 이 세 가지 피부 타입을 모두 경험하게 된다. 피부 상태는 언제든지 바뀔 수 있기 때문이다. 나이에 따라, 주거환경이나 식습관의 변화로 인해, 그리고 화장품을 다른 걸로 바꿨을 때도 마찬가지다.

얼굴의 생김이 다 다르듯 피부의 생김도 다 다르다. 피부 타입은 정해진 것이 아니라 늘 변한다. 우리가 피부에 관심을 가지고 매일 돌보지 않으면 안 되는 이유다. 공을 들인 만큼 좋아지고 무심한 만큼 나빠진다. 셀 수 없이 많은 화장품이 시중에 나와 있지만 내 피부에 딱 맞는 화장품을 찾기란 쉽지 않다. 그래서 현재 자신의 피부 타입에 대한 정확한 진단이 필요하다.

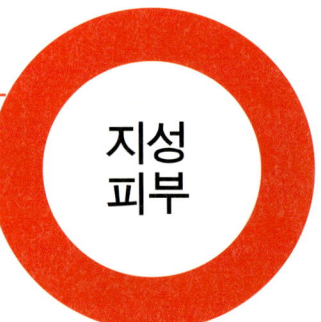

유분과 피지 분비가 많고 여드름이 잘 생기는 타입. 제품을 선택할 때 유분이 많은 제품은 피하도록 한다. 세안 후 **스킨을 바르고 유분감이 거의 없는 수분크림을 바르는 것**이 중요하다. 야외활동이 적은 날에는 로션과 자외선 차단제 두 가지를 바르는 것보다는 스킨을 바른 뒤 자외선 차단 성분이 함유된 로션으로 마무리한다.

복합성 피부

이마와 코는 번들거리고 양 볼은 건조한 것이 복합성피부의 특징. 양 볼의 건조함이 심하다면 유분이 많은 보습 제품을 선택해 꼼꼼히 발라준다. **티존은 산뜻한 스킨과 유분감이 적은 수분크림을, 볼 부분은 수분 함량이 많은 제품을 사용**하는 등 부위별로 맞춤 케어를 하는 것이 좋다.

건성 피부

세안 후 얼굴이 심하게 당기고 각질이 잘 생기는 타입이다. 스킨, 에센스, 수분크림 등의 순서로 화장품을 꼼꼼히 발라주어 보습막을 형성하는 것이 중요하다. 이때 가장 중요한 것은 바로 수분크림! **영양크림의 경우 너무 많이 바르면 영양과잉으로 피부트러블이 생길 수 있으니 주의해야 하지만, 수분크림은 많이 발라도 트러블이 생길 염려가 없다.** 부쩍 건조함이 많이 느껴지는 날엔 수분크림을 듬뿍 발라서 촉촉한 피부 상태를 유지해주도록 한다.

기초제품은 이 정도로 충분하다!

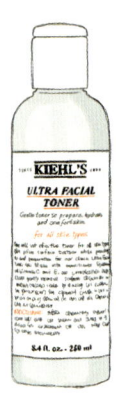

스킨 Skin

스킨의 역할은 메이크업이나 각종 오염들로 예민해진 피부 결을 정리해주는 것. 세안 후 맨 처음 바르는 스킨은 늘어진 피부와 모공을 수축시켜서 피지의 과잉분비를 막고 피부를 탄력 있게 만들어준다. 보통 스킨을 손에 덜어 얼굴에 바르는데 이럴 경우 소중한 스킨이 손바닥에 다 흡수되고 정작 얼굴에 흡수되는 양은 아주 적어진다. **화장솜에 스킨을 충분히 묻힌 뒤 얼굴 전체에 부드럽게 쓸어주듯 바른다.**

아이크림 Eye Cream

눈가는 얼굴 근육 중 가장 많이 사용하는 부분인 데다가 피부가 얇기 때문에 주름이 더욱 잘 생긴다. 이미 생긴 주름을 없애는 건 사실상 불가능한 일이므로 주름이 자리잡기 전에 꾸준히 아이크림을 바르도록 한다. 한 번에 많은 양을 바른다고 더 효과적인 것은 아니다. 너무 많은 양을 바를 경우 과영양으로 비립종이 생길 수 있으므로 진주알 하나 크기 정도로 덜어 두 눈가에 나눠 바른다. **문질러 바르면 오히려 주름이 생길 수 있으므로 넷째 손가락으로 가볍게 톡톡 두드려 흡수시킨다.**

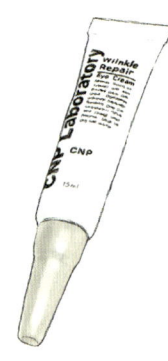

에센스 Essence

말 그대로 '꼭 필요한' 기초제품이다. **한 가지 에센스만 사용하기보다는 수분이나 미백 등 그날의 활동 영역에 따라 적합한 제품을 골라서 쓴다.** 햇볕에 노출이 많이 된 날은 화이트닝 기능이 들어 있는 제품을, 히터나 에어컨 등 건조한 환경에 있었던 날은 수분이 많이 함유된 제품을 발라 피부의 부족한 부분을 채워주는 것이 좋다. 한 가지 제품만 몇 년씩 계속 사용하게 되면 피부에 내성이 생겨 다른 제품을 썼을 때 피부 개선 효과를 볼 수 없을 뿐더러 트러블이 생길 우려도 있으므로 한 번씩 다른 제품으로 바꿔 사용하도록 한다.

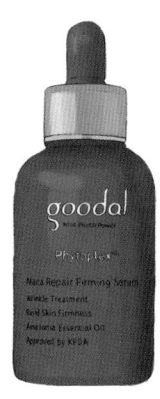

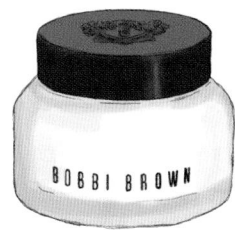

수분크림 Water Cream

수분크림은 산뜻하게 잘 스며드는 걸로 선택하고 나이가 어릴수록 영양크림보다는 수분크림을 바르는 것이 좋다. 어린 나이에도 불구하고 비싼 제품들을 선호하여 기초제품을 이것저것 많이 바르는 사람들 중에 오히려 여드름 피부가 더 많다. 그리고 자기는 늘 비싼 화장품만 사서 쓰는데 왜 자꾸 얼굴에 뭐가 나는지 모르겠다고 말하는 사람들! 비싼 제품이라고 다 좋은 것만은 아니다. 나이에 맞는 제품, 내 피부 타입과 어울리는 제품 선택이 가장 중요하다. 에센스와 마찬가지로 수분크림 또한 여러 타입의 제품을 구비해두고 그날그날의 피부 컨디션에 따라 각기 다른 수분크림을 바르는 것이 촉촉한 피부를 유지하는 데 도움이 된다.

수분크림, 아무리 강조해도 지나치지 않는다!

우리 몸의 70%는 수분. 수분 공급이 원활하지 않으면 우리 몸에서는 어떤 식으로든 신호를 보내게 된다. 그중 가장 먼저 티가 나는 곳이 바로 피부가 가장 약한 얼굴 쪽이다. 평소에 물을 많이 마시는 것도 중요하지만 수분 케어도 잊지 말아야 한다. 마사지, 마스크팩 등 여러 방법이 있지만 아침저녁으로 수분크림을 발라 데일리케어를 해주는 것이 가장 효과적이다.

메이크업을 하기 전에 수분크림을 바르면 파운데이션이 밀려서 생략하는 사람들이 있다. 이럴 경우 수분크림을 얼굴 전체에 바르지 말고 티존이나 특히 건조한 부분에만 바른다. 이 또한 끈적여서 싫다면 파운데이션에 수분크림을 섞어서 사용하도록 한다.

아침 morning

밤에는 좀 더 끈적이고 뻑뻑한 텍스처의 수분크림을 발라주자. 바르는 순간 코팅한 것처럼 얼굴에 쫙 달라붙는 느낌이 들 것이다. 수분크림에 페이셜오일을 두세 방울만 떨어뜨려 손바닥의 열기로 녹인 뒤 얼굴에 발라주면 오일이 보호막 역할을 해서 공기 중으로 빼앗기는 수분을 유지시켜준다.

한겨울에 목욕을 하고 오일을 바르면 시간이 지난 뒤 온몸에 각질이 생기거나 가려운 경우가 종종 있다. 촉촉함을 유지하기 위해 선택한 오일이 화를 부른 것이다. 오일은 보습보다는 피부에 보호막을 형성해주는 역할이 더 크다. 오일 하나만으로는 충분한 보습을 기대하기 어려우므로 수분크림이나 바디로션에 섞어서 사용하는 것이 좋다.

저녁 night

tip. 내가 가장 선호하는 수분크림은 젤타입이다. 화장 전에 발라도 밀리지 않고, 제품에 섞어서 쓰기에도 아주 좋은 다용도의 제품이기 때문이다. 매일 수분크림을 듬뿍 바르는 데도 자꾸 얼굴이 당긴다면 수분크림 사용법과 아침 세안법을 바꿔보길 바란다. 밤에는 젤타입의 수분크림을 넉넉하게 바르고 아침에는 물로만 세안하면 피부가 촉촉해지는 것이 느껴질 것이다. 여기서 포인트는 아침에 물로만 세안해야 한다는 것! 수분크림을 넉넉하게 바른 뒤 아침에 비누나 폼클렌징으로 다 걷어 내면 전날 밤의 수분케어는 아무 소용이 없어진다는 점을 명심하자.

수분크림, 이렇게도 사용할 수 있다!

수분팩

피부에 두껍게 발라 촉촉하게 수분을 공급시켜준다. 그 위에 오일을 한두 방울 떨어뜨리면 수분을 지속시킬 수 있다. 여기다가 꿀이나 녹차, 흑설탕 등을 섞어서 팩처럼 사용할 수도 있다.

핸드팩 & 풋팩

자기 전에 듬뿍 발라 비닐장갑이나 수면양말을 신고자면 아침에 손, 발이 촉촉해지는 걸 느낄 수 있다.

입술팩

거칠어진 입술의 각질을 제거해주고 촉촉하게 만들 수 있다. 화장솜에 차가운 젤타입의 수분크림을 듬뿍 묻혀 입술에 올려주면 입술이 부드럽고 촉촉해진다.

바디팩

저렴이 수분크림을 바디로션 대신 가끔 발라줘도 좋다. 바디로션에 유분이 많으므로 수분을 공급해주면 피부가 산뜻해진다.

tip. 수분크림을 대체할 수 있는 화장품

'알로에' 하면 먹는 걸 먼저 떠올리게 되는데 알로에 젤을 얼굴에 발라주면 바로 수분으로 바뀌기 때문에 금방 피부가 촉촉해진다. 끈적이는 느낌이나 두꺼운 느낌이 싫은 사람들에게 수분크림 대체용으로 쓰기에 좋다. 무엇보다 가격이 착하므로 수분크림의 가격 때문에 고민하는 분들에게 권해주고 싶다.

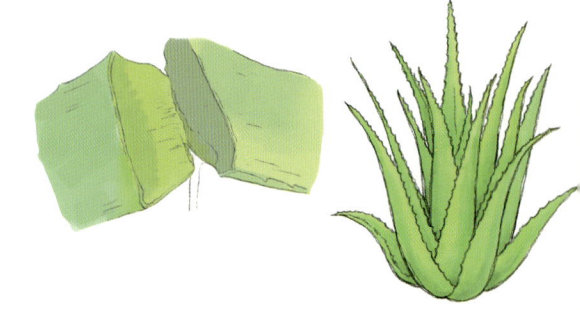

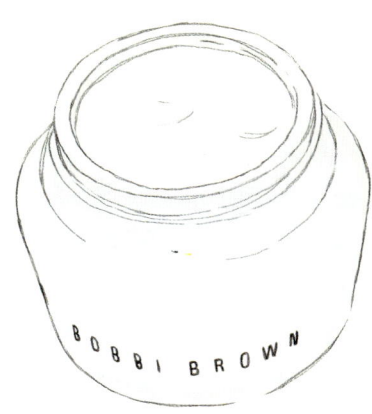
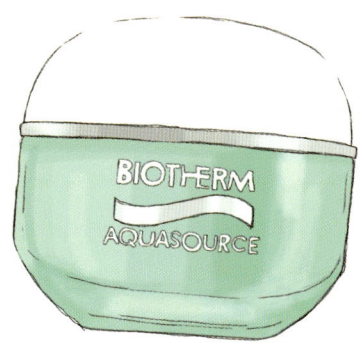
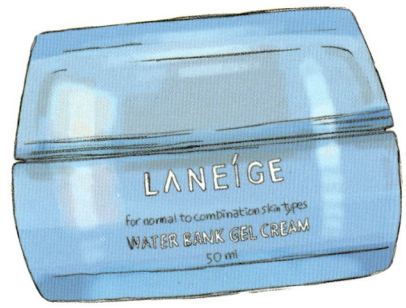
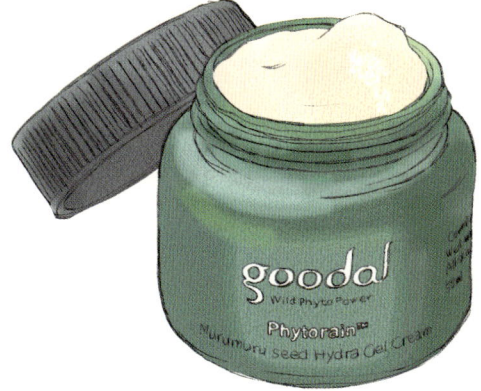
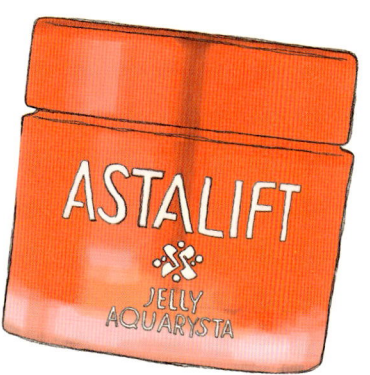

계절마다 달라져야 하는 피부관리법

Spring & Autumn
봄&가을

낮과 밤의 일교차가 심한 봄과 가을에는 각질이 일어나거나 화장이 들뜨기 쉽다. 그래서 기초 제품에 더욱 신경을 써야 한다. 한 가지 기초제품으로 사계절 내내 사용하는 것은 바람직하지 않다. 봄&가을, 여름, 겨울로 나누어 각 계절에 맞는 제품을 사용하는 것이 피부의 밸런스를 유지하는 하나의 방법이다.

대부분의 피부는 젤 타입 수분크림으로도 수분 공급이 충분하지만 악건성 피부라면 여전히 얼굴이 당길 수 있다. 이럴 때는 크림 타입 수분크림을 사용하도록 한다. 얼굴 당김이 느껴질 때 가장 먼저 찾는 것이 미스트인데, 개인적으로 미스트의 사용은 추천하지 않는다. 미스트의 수분이 증발하면서 원래 피부가 가지고 있던 수분이 함께 날아가버리므로 오히려 얼굴이 더 심하게 당긴다. 최근에 출시된 미스트들은 그런 단점을 보완했다고 하지만 실제 사용해보면 기존 제품들과 별반 차이가 없음을 느낄 수 있을 것이다.

내가 권해주고 싶은 방법은 샘플로 받았던 **작은 화장품 용기에 수분크림을 조금 덜어 가지고 다니면서 당김이 느껴질 때마다 소량씩 발라주는 것이다.** 메이크업이 지워질 수 있으니 문지르지 말고 손끝으로 톡톡 두드려 흡수시킨다.

Summer 여름

평소에 스킨, 에센스, 로션, 크림 네 가지 기초제품을 발랐었다면 여름에는 로션 한 가지쯤은 생략해도 괜찮다. 가뜩이나 피부가 힘들어하는 여름에 기초제품을 많이 바르면 메이크업을 하기도 전에 피부가 지쳐버릴지 모른다. 하지만 수분 공급은 끊임없이 해줘야 한다. 땀이 많이 나는 여름에는 굳이 수분 케어를 하지 않아도 된다고 생각하는 사람들이 많지만 땀이 배출됨으로써 유수분 밸런스가 깨지기 쉬운 계절인 만큼 수분크림은 꼭 챙겨 바르도록 한다. 크림 타입보다는 젤이나 로션 타입의 가벼운 텍스처를 선택하는 것이 좋다.

Winter 겨울

겨울은 가장 강력한 수분 공급이 필요한 계절이다. 수분 공급만으로 부족하다면 유분이 소량 함유된 제품을 선택하도록 한다. 흔히 건성피부만 수분케어가 필요하다고 생각하는 경우가 많지만 지성피부가 되는 원인 중 하나도 수분이 부족하기 때문이다. 유분 때문에 얼굴이 번들거리는 것과 수분을 머금어 촉촉한 것은 엄연히 다르다. 지성피부는 시간이 지날수록 유분이 올라오므로 한겨울에도 얼굴 당김이 그리 심하지 않다. 하지만 겉으로는 유분으로 번들거릴지라도 피부 속에서는 갈증을 호소하고 있기 마련이다.

겨울철 피부 타입은 크게 두 가지로 나뉜다. 건성피부와 수분부족형 지성피부. 유분과는 상관없이 수분 공급을 충분히 해주지 않으면 좁쌀만 한 트러블이 겨울 내내 얼굴에서 사라지지 않을 것이다. **잠들기 전 수분크림을 충분히 발라주고 수분마스크팩도 일주일에 1~2회 정도는 해주는 것이 좋다.**

베이스 메이크업을 할 때 평소에 사용하는 파운데이션이 건조하게 느껴진다면 파운데이션에 젤 타입 수분크림을 살짝 섞어서 바르고 파우더는 유분이 가장 많이 나오는 눈썹, 콧등, 입술 주변에만 바르도록 한다.

내 피부에 맞는 클렌징 제품 고르기

클렌징크림

본격적으로 클렌징 제품들이 나오기 전에 가장 보편적으로 사용하던 제품. 물세안만으로는 잘 헹궈지지 않아 비누로 이중세안을 해야 하므로 피부를 건조하게 만들 수 있다.

클렌징워터

화장솜에 묻혀 가볍게 닦아내는 클렌징 제품. 피부에 자극 없이 가볍게 잘 닦인다. 하지만 진한 메이크업을 지우기에는 다소 부족함이 있다.

클렌징오일

메이크업을 진하게 했을 경우 아이 메이크업은 물론 베이스, 립까지 한 번에 지울 수 있고 이중세안이 필요 없는 기특한 제품이다. 오일이라 끈적임이 많이 남을 것 같지만 수용성이라 잘 헹궈지고 건조한 피부에 아주 좋다.

클렌징로션

피부에 가장 순하고 피부 타입에 상관없이 모두 사용 가능하다.

클렌징폼

가벼운 화장 시에는 클렌징과 세안을 한 번에 할 수 있어서 편리하다. 먼저 손바닥에서 충분히 거품을 낸 뒤 얼굴에 사용하는 것이 좋다.

아이&립 리무버

눈가, 입가 전용으로 나온 제품이다. 일반적인 클렌징 제품을 사용하기 전에 아이&립 리무버로 마스카라, 아이라인, 립스틱을 먼저 지우도록 한다. 눈과 입 부위는 피부가 약하고 예민한 부분이므로 반드시 피부 자극을 최소화할 수 있는 전용 제품을 사용하도록 한다.

클렌징티슈

세안을 할 수 없는 상황일 때 주로 사용한다. 배우들이 메이크업을 수정해야 할 때 차 안에서 간편하게 지울 수 있어 많이 사용하는 제품이다. 클렌징티슈 사용 후 화장솜을 묻힌 스킨으로 한 번 더 개운하게 닦아낸다.

비누

피지 분비가 왕성한 여름에 사용하면 좋다. 하지만 비누를 사용할 때는 아무 비누나 사용하지 말고 수분을 유지시켜주는 천연 성분의 비누를 선택하는 것이 좋다. 피부 자체의 유·수분을 많이 걷어내기 때문에 민감성피부 또는 건성피부의 경우 사용에 주의한다.

스마트한 화장품 관리법

기초제품

공기와의 접촉으로 산화되는 걸 최대한 줄이기 위해 사용 즉시 바로 뚜껑을 닫고, 손으로 덜어 쓰는 것보다는 면봉이나 스패츌라를 사용해 덜어 쓰는 것이 좋다. 기초제품은 일단 개봉 후 최대한 빨리 사용하고, 고온다습한 환경에서 쉽게 변질되므로 욕실 보관은 금물.

파운데이션

파운데이션은 열에 노출되면 색깔이 변하거나 상하기 쉬우므로 햇빛이나 실내조명이 직접 닿지 않는 곳에 둔다.

콤팩트

고온다습한 곳을 피해서 보관한다. 색깔이 뿌옇게 변했거나 딱딱해졌을 경우 사용하지 않는 것이 좋다. 콤팩트는 대부분 휴대하는 경우가 많은데 부서지기 쉬우므로 셀로판지를 꼭 덮어서 가지고 다닌다.

마스카라

마스카라액은 쉽게 굳기 때문에 사용 후 즉시 뚜껑을 꼭 닫아야 한다. 굳은 마스카라로 눈썹을 빗으면 좀 더 진하고 풍성한 눈썹을 연출할 수 있다. 원상태로 회복하고 싶다면 베이비오일 한 방울을 섞어준다. 알코올 냄새가 심하게 나면 변질된 것이니 유통기한이 남아 있더라도 과감히 버리는 것이 좋다. 다 쓴 마스카라는 솔만 따로 세척해두었다가 눈썹을 빗는 스크류브러시로 사용한다.

립스틱

고온이나 직사광선은 피해서 보관하고, 뚜껑을 열었을 때 고약한 냄새가 나거나 굳어 있으면 상한 제품이니 사용하지 말아야 한다. 투명한 용기의 립팔레트에 덜어서 가지고 다니면 색깔이 보이므로 자주 쓸 수 있다.

아이섀도

유통기한이 지나기 전에 부서져서 못 쓰는 경우가 대부분이다. 아이섀도가 부서지는 것을 방지하기 위해 셀로판지를 꼭 덮어서 사용하고, 유통기한이 지난 블랙이나 브라운 섀도는 헤어라인을 메우는 데 사용한다.

젤 타입 아이라이너

한 번 사면 일 년 정도 쓸 수 있지만 쉽게 굳어져서 반도 못 쓰고 버리는 경우가 많다. 쓸 양만큼만 조금씩 덜어 사용하고, 마스카라와 마찬가지로 사용 후 즉시 뚜껑을 꼭 닫는다. 굳은 아이라이너에는 아이리무버를 한 방울만 떨어뜨리면 다시 사용할 수 있다.

▶ 제품별 유통기한

스킨 | 로션 | 크림	개봉 후 1년 이내(서늘한 곳에 보관)
에센스	개봉 후 8개월 이내(어둡고 서늘한 곳에 보관)
파운데이션 | 컨실러	개봉 후 1년 이내(건조하고 서늘한 곳에 보관)
파우더 | 팩트	개봉 후 3년 이내(퍼프는 자주 빨거나 새 제품으로 교체해서 사용)
아이섀도 | 블러셔	개봉 후 3년 이내
립글로스	개봉 후 6개월 이내
립스틱	개봉 후 3년 이내
아이라이너	개봉 후 1년 이내(브러시 사용 후에는 바로 세척하거나 티슈로 닦아서 보관)
마스카라	개봉 후 6개월 이내
선크림	개봉 후 1년 이내(냉장 보관)
클렌징 제품	개봉 후 1년 이내

우리가 피부관리에 대해
오해하고 있는 몇 가지

화장품은 비쌀수록 좋다?

고가의 화장품을 바르면 다음 날 피부가 눈에 띄게 좋아져 있을 것 같지만 생각보다 큰 변화가 없어서 실망하는 경우도 많다. 저렴한 제품이라고 해서 영양성분이 부족한 것은 아니며, 비싼 제품이라고 무조건 좋은 것도 아니다. 내가 가장 신경 써서 고르는 제품은 수분크림인데, 마트에 갔다가 일명 저렴이 수분크림을 테스트 해보고는 생각보다 너무 좋아서 몇 통씩 구입했던 적이 있다. 수분크림을 얼굴에 두껍게 바르고 자면 수분팩을 한 듯한 효과가 있는데 평소에 쓰던 수분크림은 펑펑 쓰기엔 가격이 만만찮았기 때문이다. 지금은 그 둘을 병행해서 쓴다. 아침엔 고가의 제품으로 가볍게, 밤엔 저렴이 제품을 팩처럼 듬뿍! 요즘은 만 원대 제품 중에도 고기능의 훌륭한 제품이 많다. 미리 샘플을 얻어 테스트를 해본 뒤 본인에게 가장 잘 맞는 화장품을 구입하는 것이 바람직하다.

남들이 좋다고 하는 화장품은 나에게도 좋다?

화장품은 한 번 사 두면 일 년 가까이 사용하기 때문에 구입 전에 특히 더 고민을 많이 하게 된다. 모든 제품을 다 테스트 해볼 수는 없기 때문에 보통은 친구들이 좋다고 하는 제품이나 유명 연예인이 쓴다고 소문난 제품, 파워 블로거들이 추천하는 제품 등을 구입하기 마련인데, 사람마다 피부 상태가 다 다르기 때문에 보편적인 기준에 맞추어 제품을 고르더라도 실패하는 경우가 종종 있다. 전문적인 지식을 가진 매장 직원과 충분히 상담한 후 본인의 나이와 피부 타입에 가장 잘 맞는 제품을 선택하는 것이 좋다.

천연화장품은 누구에게나 잘 맞다?

아토피가 있거나 피부가 유독 예민한 사람은 화학성분이 들어 있지 않은 천연화장품을 선호하는 경향이 있다. 하지만 천연화장품이라고 해서 꼭 안전한 것만은 아니다. 자기 피부와 맞지 않는 천연성분이 함유되어 있을 경우 피부 알레르기를 일으키고 접촉성 피부염을 유발할 수 있기 때문이다. 천연화장품을 사용하고 싶다면 먼저 천연성분에 대한 공부를 어느 정도는 하고 난 뒤 본인의 피부 상태를 개선시킬 수 있는 제품을 구입하는 것이 좋다. 천연화장품은 유통기한이 짧기 때문에 반드시 냉장보관을 하도록 한다.

미스트를 뿌리면 수분을 보충해준다?

미스트는 일시적으로 피부에 수분을 공급해준다. 하지만 미스트 속에 들어 있는 알코올 성분이 증발하면서 피부가 가지고 있는 수분까지 빼앗아가 결과적으로는 피부를 더 건조해지게 만든다. 건조함이 걱정된다면 무알코올 미스트를 선택하고, 세안 후 수분이 다 마르기 전에 미스트를 뿌려준다. 미스트가 증발하기 전 로션이나 크림 등의 보습제품을 발라주면 오랫동안 촉촉함을 유지할 수 있다. 미스트를 얼굴에 뿌린 뒤 수분감이 남아 있을 때 손가락으로 두드리거나 손바닥의 열로 톡톡 흡수시켜주는 것도 좋은 방법이다.

얼굴에 유분기가 많다고, 여드름이 생겼다고, 스킨이나 로션을 생략한다?

우리 피부는 수분이 부족하면 유분을 배출하는 습성이 있다. 수분이 부족하기 때문에 유분이 나오고 유분 때문에 여드름이 나는 것이다. 아무것도 바르지 않으면 유수분 밸런스가 단번에 깨져버린다. 오일프리 기능의 스킨, 로션을 선택해 꼭 바르도록 한다.

클렌징을 오랜 시간 꼼꼼하게 한다?

클렌징을 너무 오래 할 경우 피부에서 나온 불순물이 피부에 다시 흡수된다. 손에 힘을 빼고 아주 가벼운 핸들링으로 2~3분 안에 클렌징을 끝내는 것이 좋다.

마사지팩은 오래 할수록 좋다?

마사지팩을 오래할 경우 피부가 숨을 못 쉬어 모공이 확장될 수 있고 피부의 노폐물들이 피부 안으로 다시 들어간다. 아깝다는 생각 말고 20분 이내로 마무리할 것.

피부과에서 화이트닝을 받고 나면 피부가 깨끗해진다?

피부과에서 레이저 시술을 받았다면 후관리가 아주 중요하다. 후관리가 소홀할 경우 요요현상이 일어날 수 있기 때문에 보다 꼼꼼한 홈케어가 필요하다. 깨끗한 세안과 더불어 충분한 영양 공급과 수분 공급은 필수이며, 자외선 차단제 바르는 것을 습관화해야 한다. 그리고 미백의 효과를 오래도록 지속시키기 위해서는 미백 기능이 있는 화장품으로 꾸준히 관리를 해준다. 피부과나 에스테틱에서 관리를 받은 뒤 홈케어를 같이 해주면 화이트닝도 오래 지속되고 피부 관리 효과도 볼 수 있다.

사우나로 땀을 빼면 땀으로 노폐물이 빠져나와 피부가 좋아진다?

얼굴에 열이 많으면 트러블이 생기기 쉽다. 그래서 미온수로 세안 후 마지막에 차가운 물로 헹구어야 하는 것이다. 스킨이나 팩을 냉장고에 넣어 뒀다가 사용하는 것도 좋은 방법이다. 잦은 사우나로 피부 온도를 올리는 것은 오히려 피부를 더 나빠지게 한다.

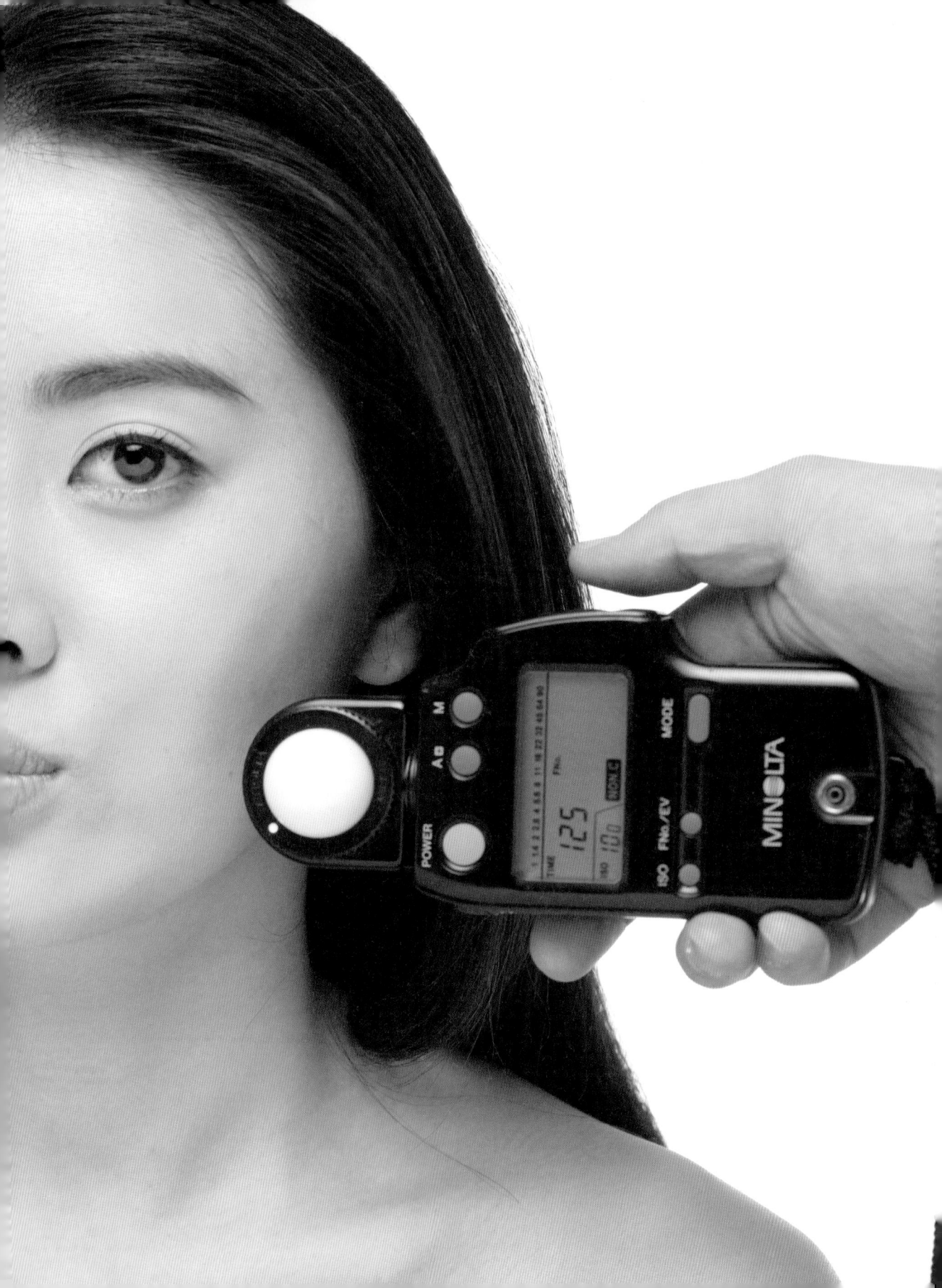

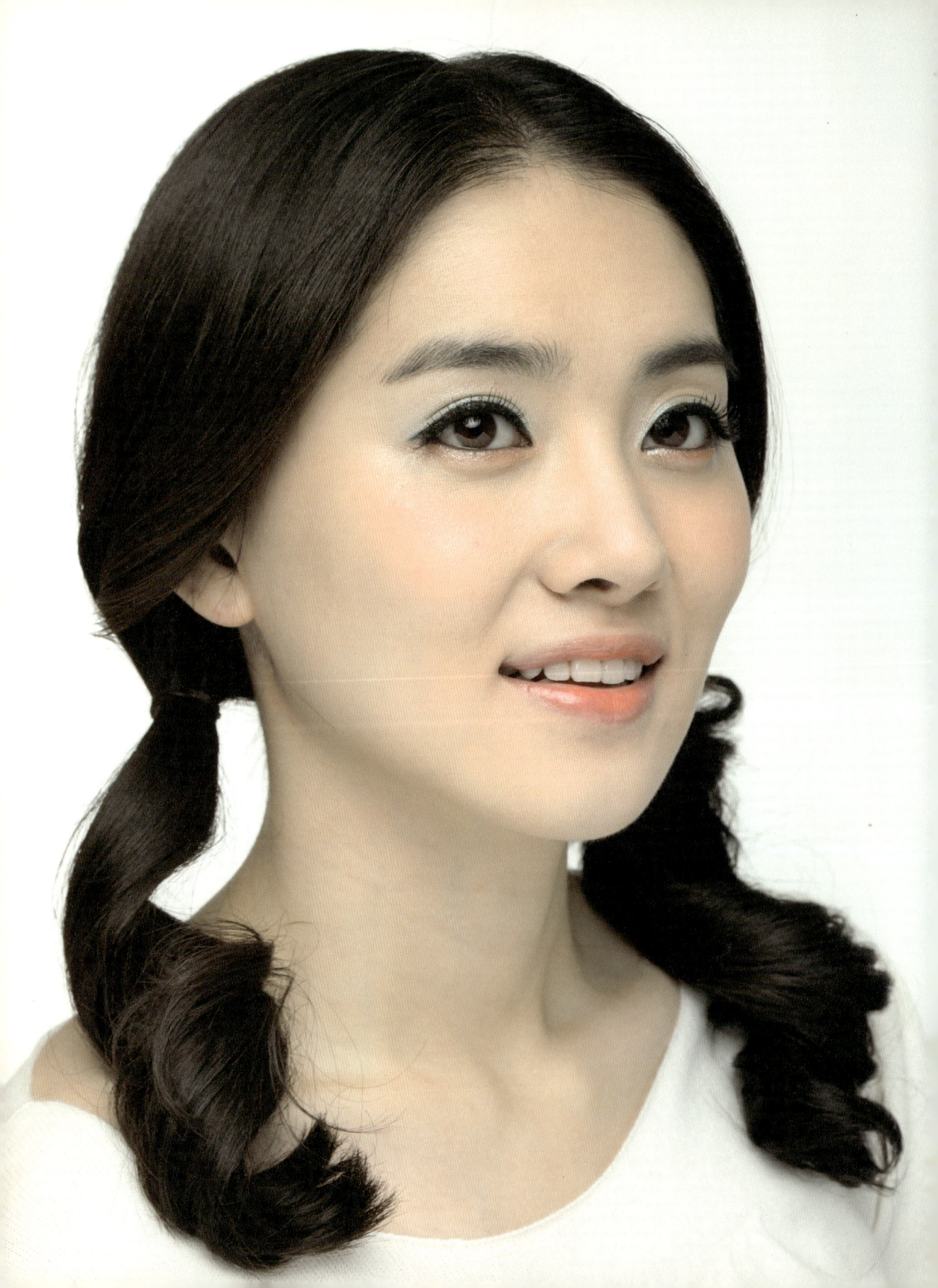

포시즌 컬러 포인트 메이크업-봄

민트, 싱그러움을 데려오다

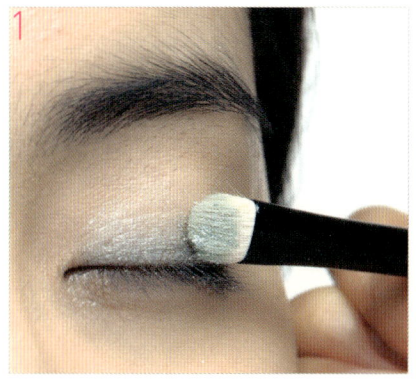

1 펄감이 있는 민트 컬러의 섀도를 쌍꺼풀 라인에 바른다.

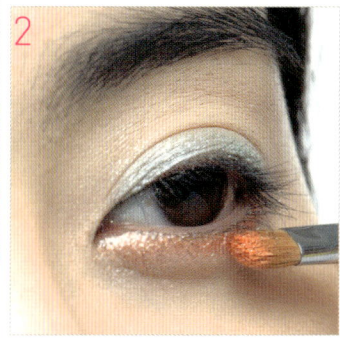

2 눈 언더에는 오렌지 컬러의 섀도를 발라 상큼함을 더한다.

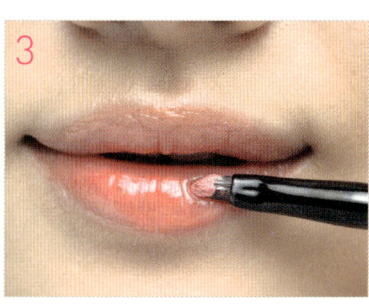

3 피치빛 블러셔와 밝은 피치빛 립글로스를 발라 마무리한다.

tip. 어두운 톤의 피부보다는 흰 피부에 잘 어울리는 메이크업이다. 노란기가 있거나 어두운 피부톤인 경우 한 톤 밝은 파운데이션으로 베이스 메이크업을 해주는 것이 좋다.

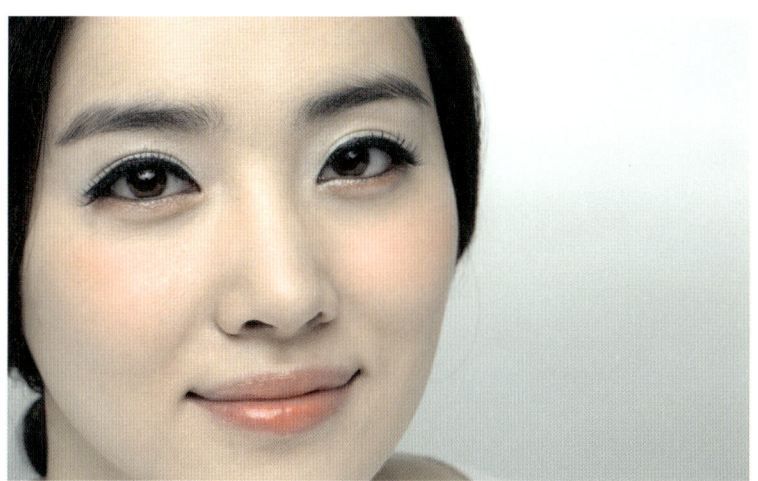

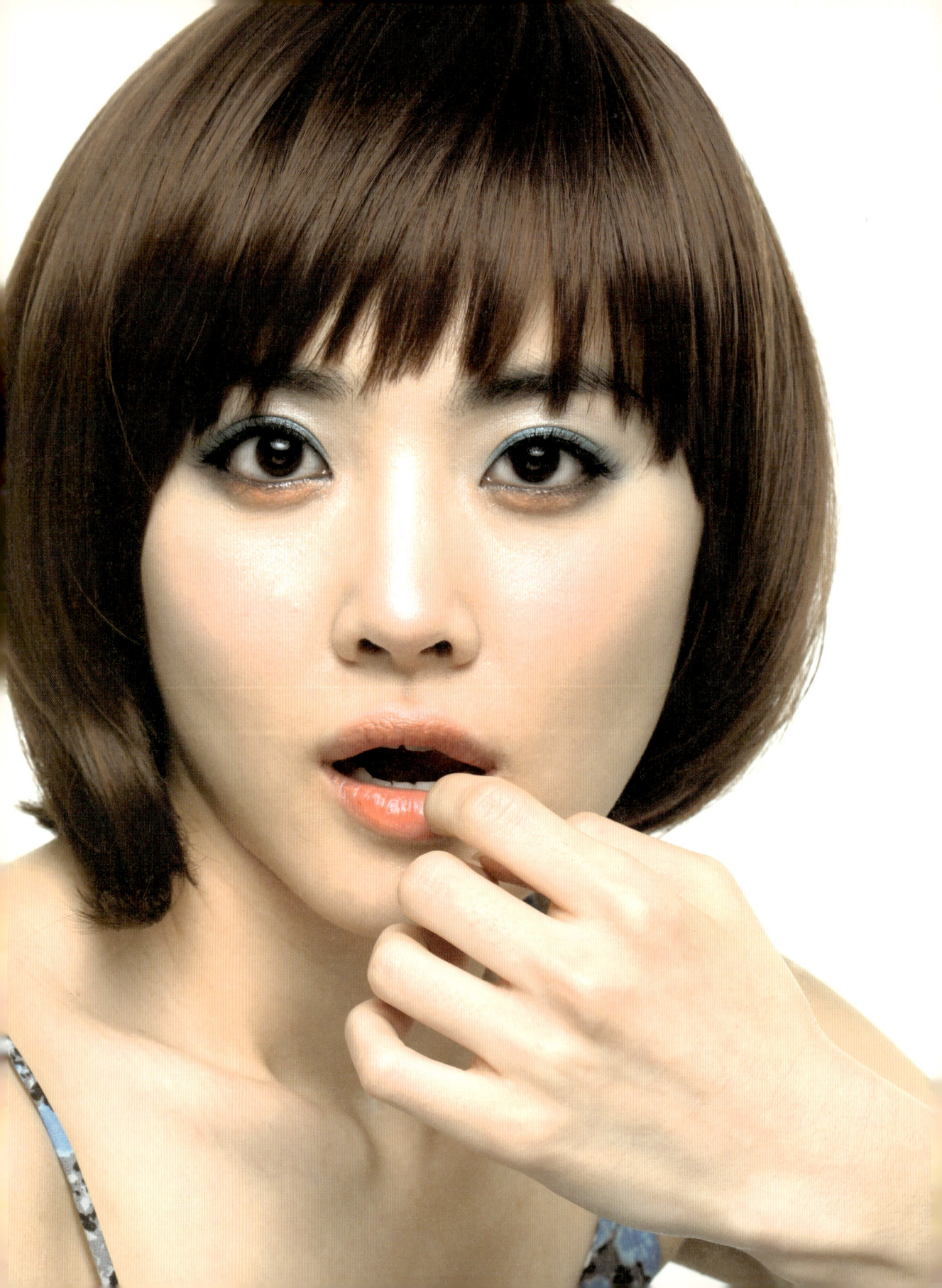

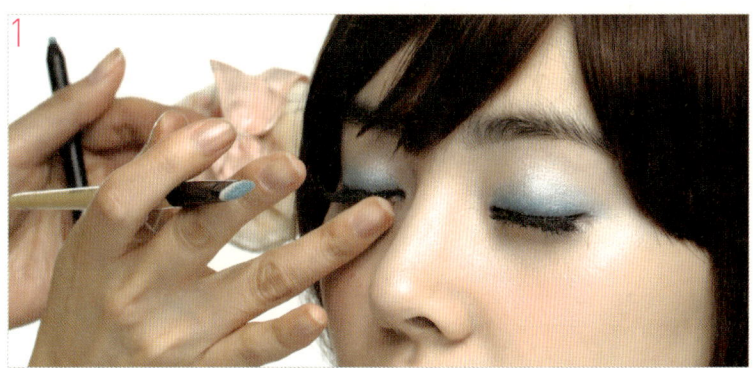

포시즌 컬러 포인트 메이크업-여름

블루, 산호빛 바다를 꿈꾸다

1 화이트 펄섀도를 눈 전체에 바른 뒤, 블루 펜슬아이라이너를 쌍꺼풀 라인 전체에 색칠하듯 그려주고 그 위에 블루 섀도를 덧바른다.

tip. 블루톤의 섀도를 아이홀 위에 진하게 바르면 멍든 것처럼 보일 수 있으므로 화이트나 연한 크림톤 섀도를 먼저 눈 전체에 펴바른다. 속눈썹 끝에 블루나 퍼플 컬러의 마스카라를 살짝 발라주면 더욱 시원한 느낌을 줄 수 있다.

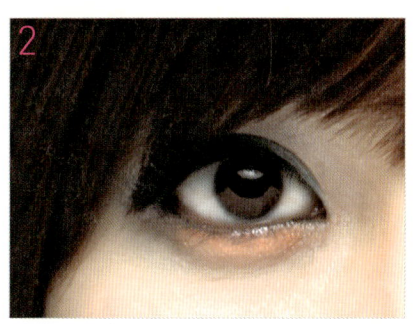

2 눈 언더에 시원한 느낌의 오렌지 섀도를 바르고 오렌지색 립글로스를 발라 주면 완성.

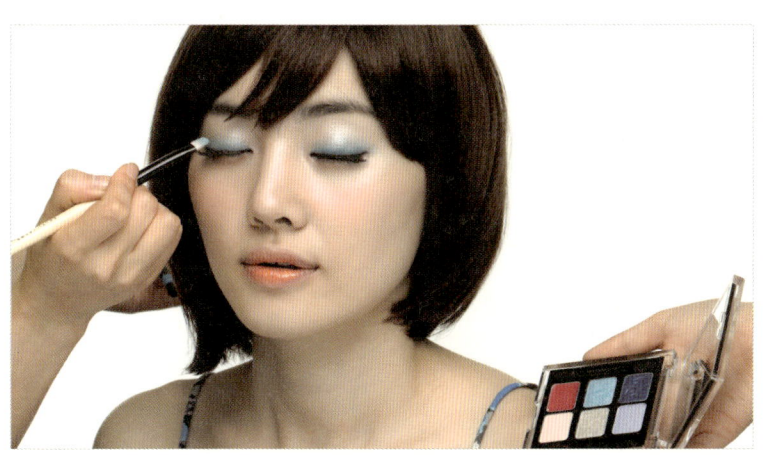

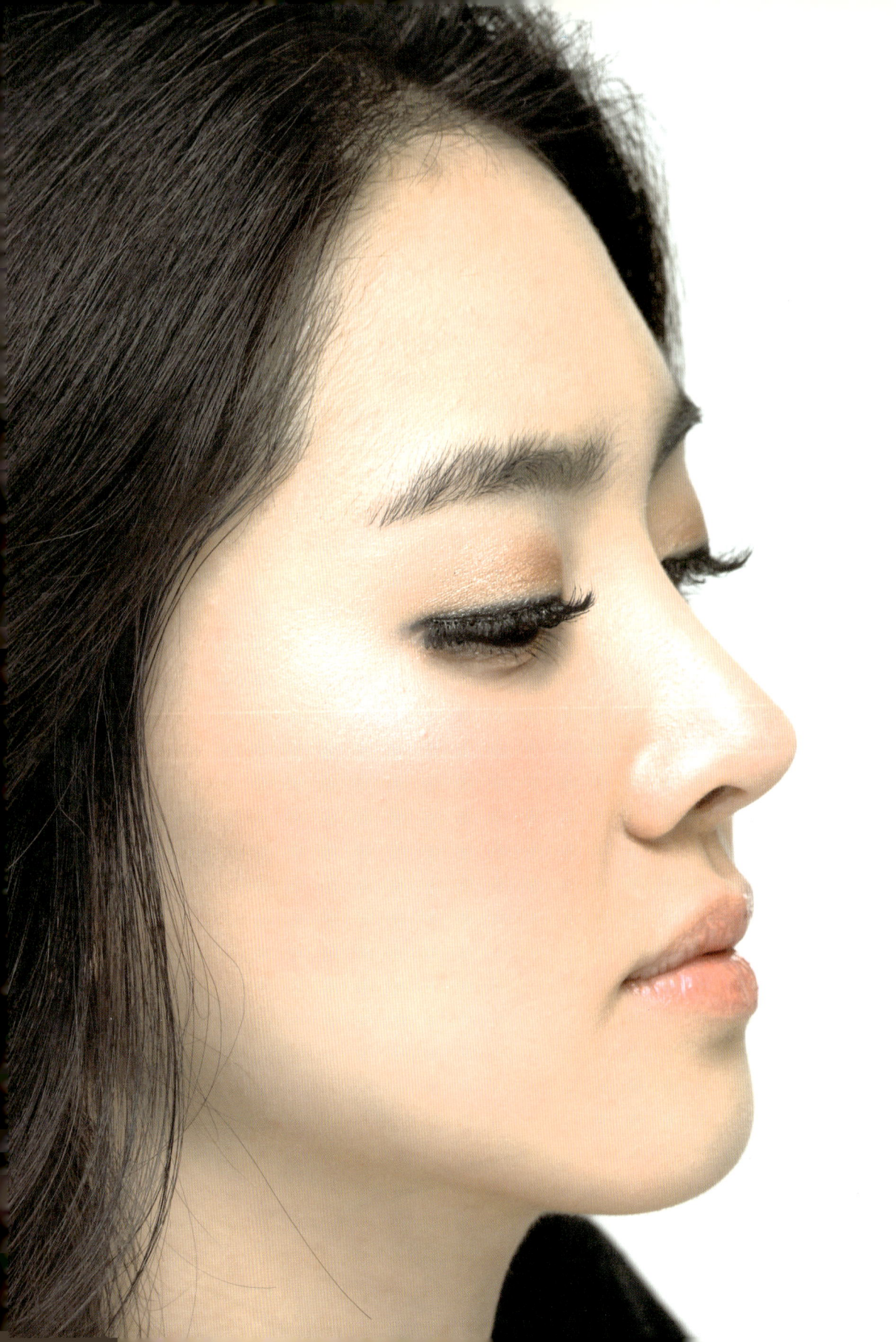

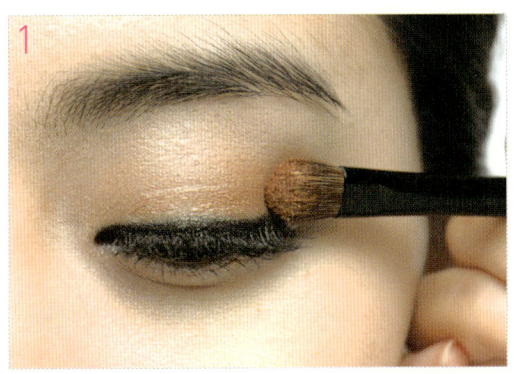

1 골드베이지 섀도를 아이홀까지 바르고 그 위에 골드브라운 섀도를 쌍꺼풀 라인에만 바른다.

포시즌 컬러 포인트 메이크업-가을

골드브라운, 시크함의 절정을 보여주다

tip. 가을을 대표하는 컬러인 브라운. 하지만 너무 어두운 브라운 컬러는 얼굴이 피곤해 보일 수 있다. 골드나 살구, 연카키 컬러의 섀도를 활용하면 훨씬 세련되고 시크해 보인다. 연한 살구색이나 골드 컬러를 베이스 섀도로 아이홀에 바른 뒤 카키 컬러로 쌍꺼풀 라인에만 포인트를 주는 것도 좋은 방법이다.

2 골드와 브라운 컬러를 섞어 블러셔를 연하게 발라준다.

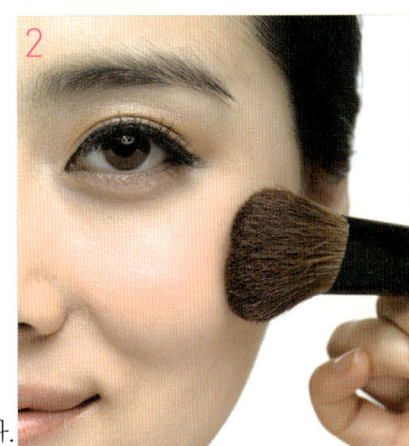

3 연한 핑크빛 립글로스를 바른다.

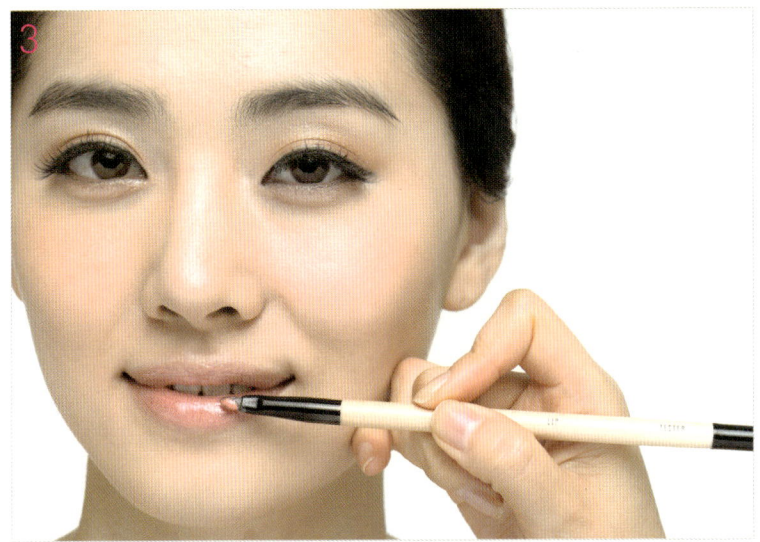

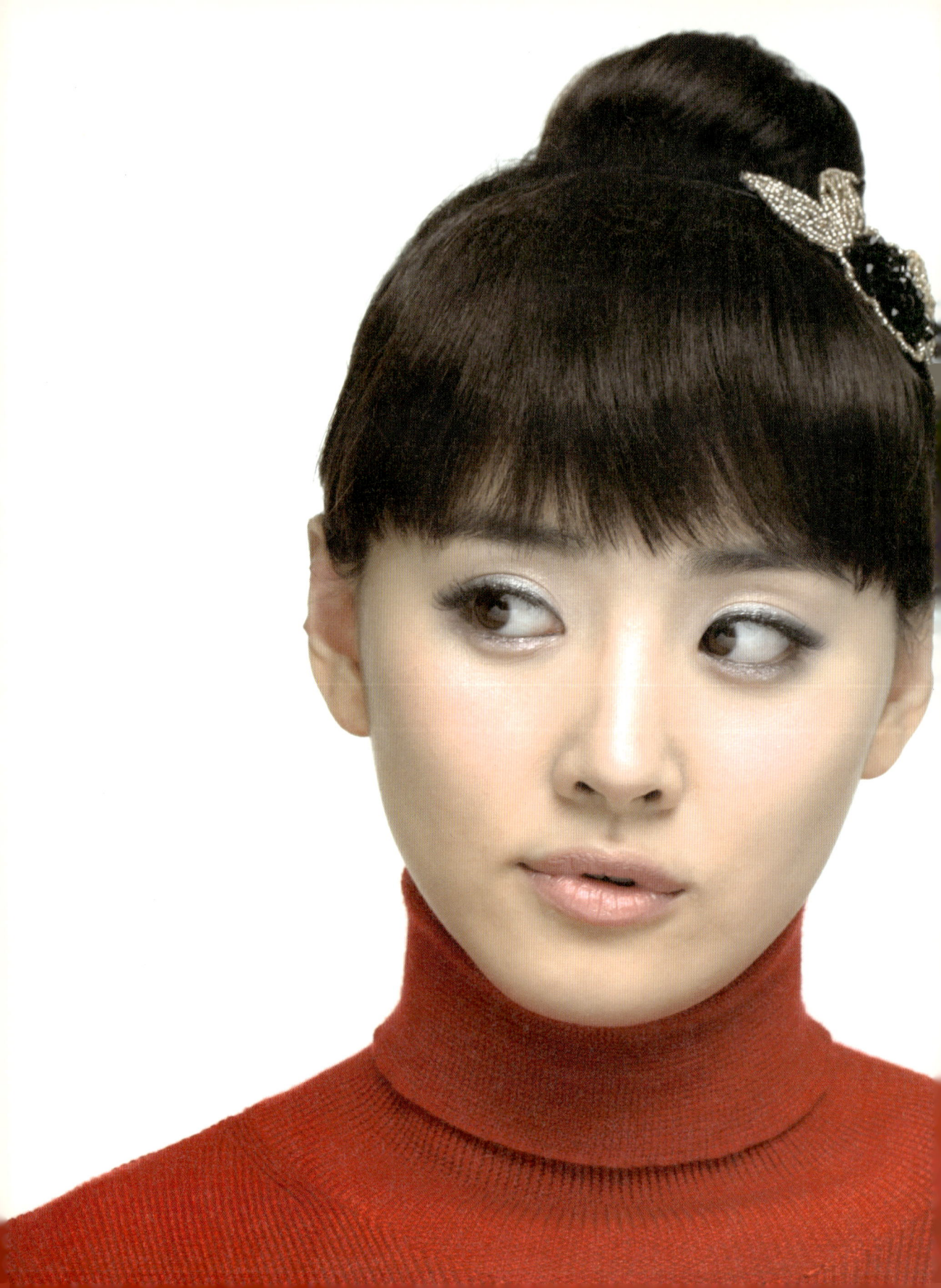

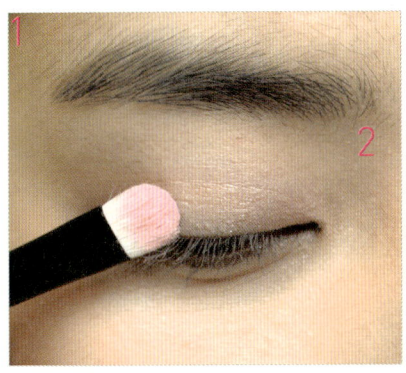

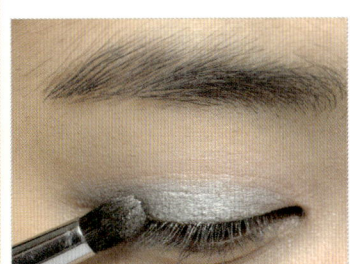

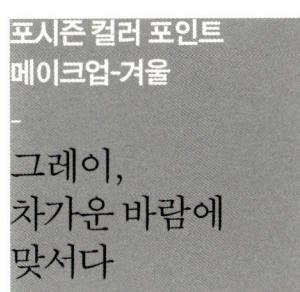

1 연핑크 섀도를 아이홀과 눈 밑 애교살에 바른다.

2 그 위에 그레이 섀도를 쌍꺼풀 라인까지만 바른다.

3 눈 언더에는 실키한 핑크 펄섀도를 발라 따뜻한 느낌을 더한다.

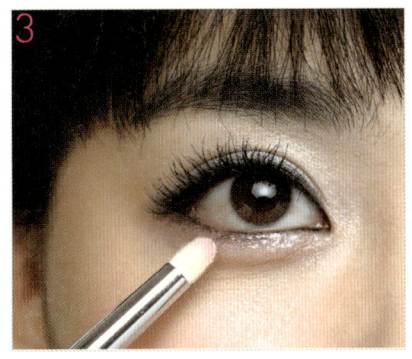

포시즌 컬러 포인트 메이크업-겨울

그레이, 차가운 바람에 맞서다

tip. 차가운 바람 때문에 얼굴이 창백하거나 칙칙해 보일 수 있는 겨울에는 퍼플이나 그레이 섀도를 발라주면 여성스러운 느낌을 줄 수 있다. 입술 각질이 많이 일어나는 계절이므로 쫀득쫀득한 텍스처의 립글로스를 발라 입술이 트는 것을 예방하도록 하자.

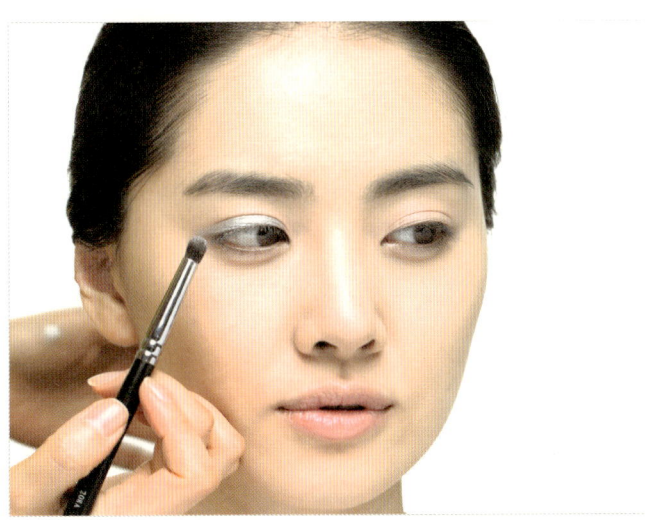

I love

makeup !

Chapter 4.

아나운서 전담 메이크업 아티스트

대한민국 메이크업 아티스트 권선영. 각종 SNS에 올려놓은 내 소개말이다. 그 뒤에는 '아나운서 전담 메이크업 아티스트'라는 수식어가 뒤따른다. 웨딩 메이크업으로 시작해 수많은 연예인들의 얼굴을 책임졌었고, 지금은 아나운서들의 메이크업을 도맡아 하고 있다. 편안한 인상을 주면서도 지적인 아름다움을 돋보이게 만드는 아나운서 메이크업!

마지막 4장에서는 많은 사람들이 궁금해하는 아나운서 메이크업에 대한 정보를 담았고, 15년째 메이크업 아티스트로 살고 있는 나의 이야기도 조금 곁들였다. 한 가지 일을 이렇게 오랫동안 매일매일 즐거운 마음으로 할 수 있다니, 메이크업 아티스트는 정말 매력적인 직업이다.

아나운서 메이크업은
메이크업의 클래식이다

수백, 수천 대 일의 경쟁률을 뚫고 합격하기까지 아나운서 준비생들은 엄마나 친구보다 메이크업 아티스트와 더 가까운 사이가 된다. 가장 자연스럽고 본인에게 잘 어울리는 메이크업 스타일을 찾기 위해 오랜 시간을 함께 보내기 때문이다. 그들에게 메이크업은 면접에서의 자신감을 좌우하는 아주 중요한 요소다. 실제로 외적인 요소들이 만족스러우면 면접관 앞에서도 덜 긴장하게 된다고 한다. 십 년이 넘도록 아나운서 메이크업을 해오다 보니 이제는 아나운서 준비생들도 남 같지가 않다. 나에게 메이크업과 이미지 메이킹 수업을 받았던 친구들이 하나둘 합격할 때마다 마치 내 동생이 아나운서가 된 것처럼 너무너무 기쁘다.

아나운서 메이크업은 뭔가 독특한 매력이 있다. 신부나 연예인 메이크업 트렌드가 한 번에 열 걸음씩 움직인다면 아나운서 메이크업 트렌드는 한 번에 두세 걸음씩 움직이는 정도다. 그만큼 정해진 틀에서 크게 벗어나지 않는다는 말이다. 큰 변화를 주지 않고도 수많은 이미지를 만들어낼 수 있는 것, 내가 아나운서 메이크업을 계속 하게 만드는 가장 큰 매력이다.

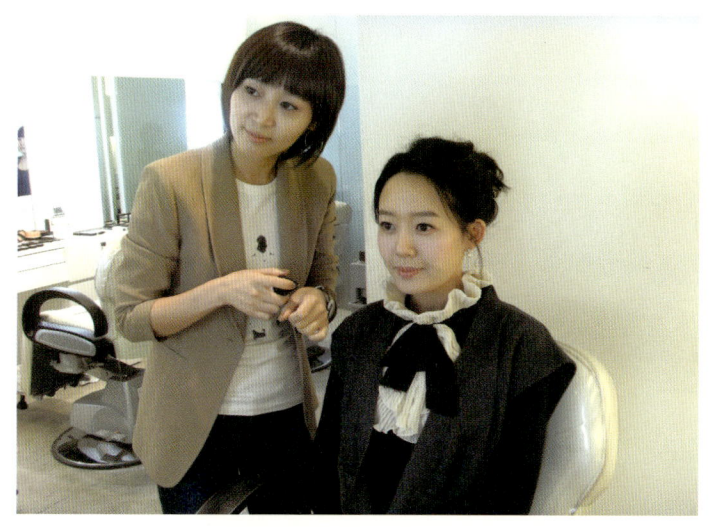
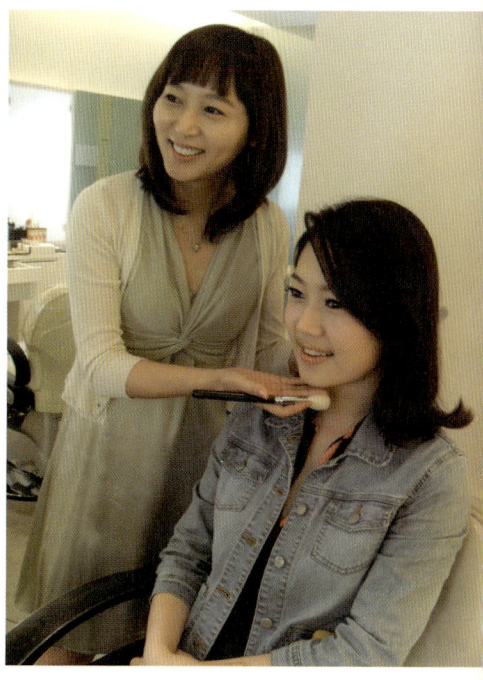
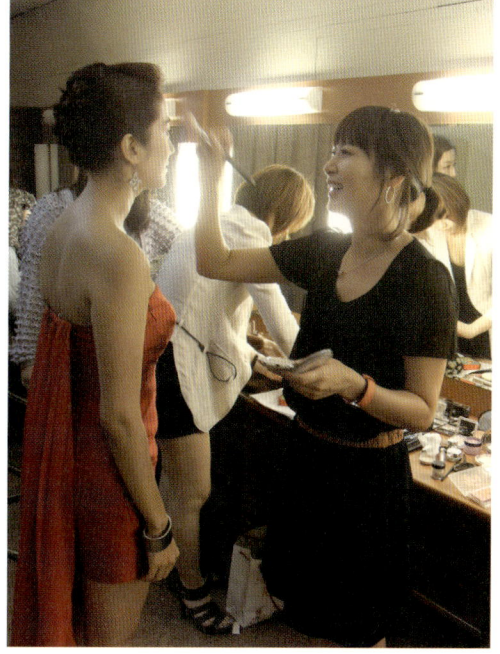

with 김미진, 엄지인, 이혜승 아나운서

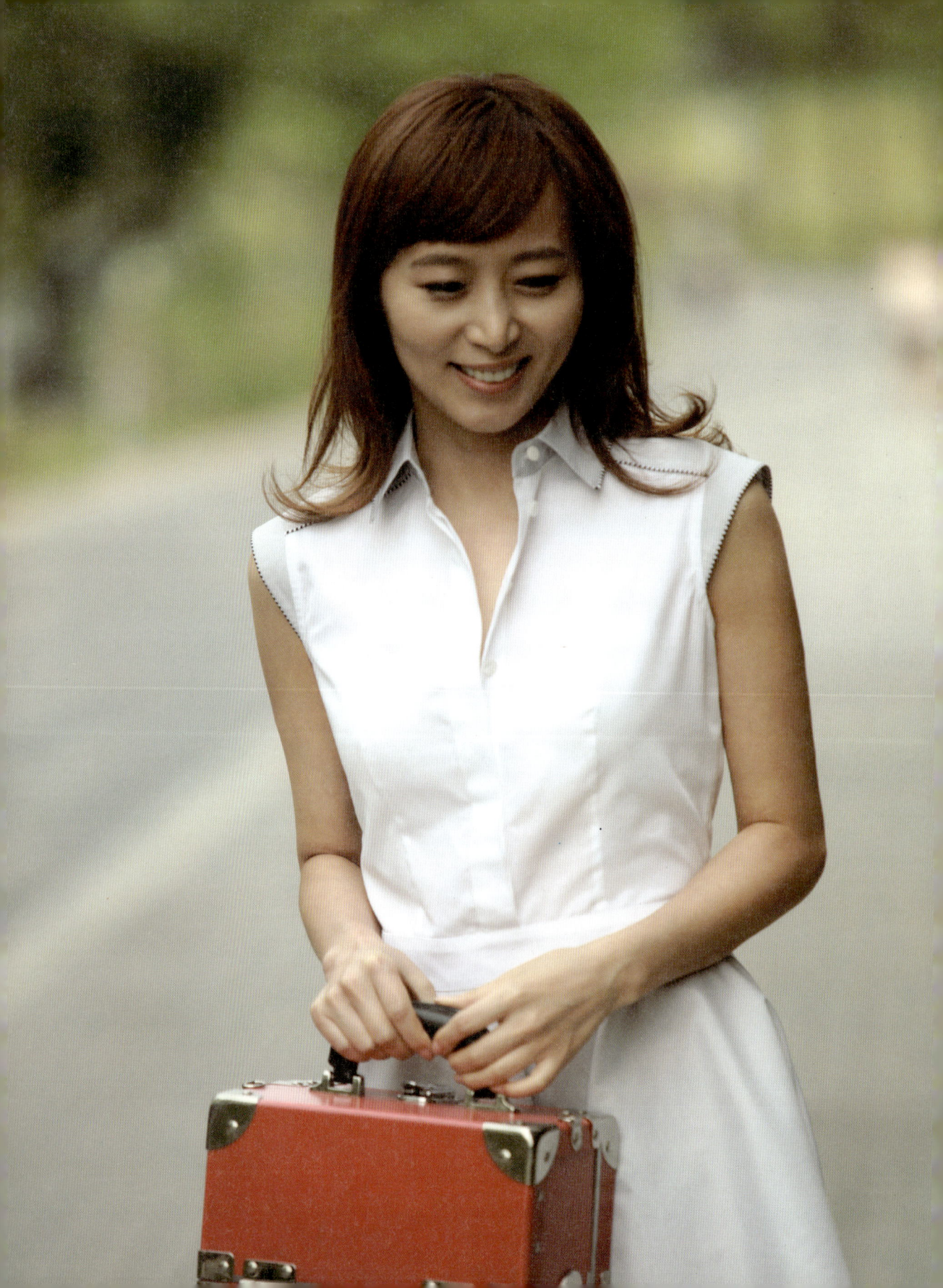

우리의 삶도 강물처럼 바다를 향하듯 어디론가 흘러가는 것 같다. 내 삶도 그렇게 흘러왔다. 경력 15년차, 정말 메이크업 말고는 할 줄 아는 게 없다. 돌이켜보면 조금 억울하고, 조금 아쉽기도 하지만, 그래서 어쩜 이 일은 내게 운명 같은 것인지도 모른다. 비켜나갈 수 없는 운명 말이다. 종종 다른 인생의 옷을 입고 살아가는 모습을 상상하곤 한다. 상상의 나래를 펴고, 이런 저런 경우를 생각해본다. 하지만 그 어떤 옷도 부자연스러울 것임을 안다. 또 이 일보다 즐거울 것 같지는 않다. 나는 이제 더 많은 사람들, 더 넓은 바다를 찾아 떠나갈 것이다. 그 또한 운명이라 믿으며.

메이크업은 내게 직업이라기보다는 인생 그 자체다.

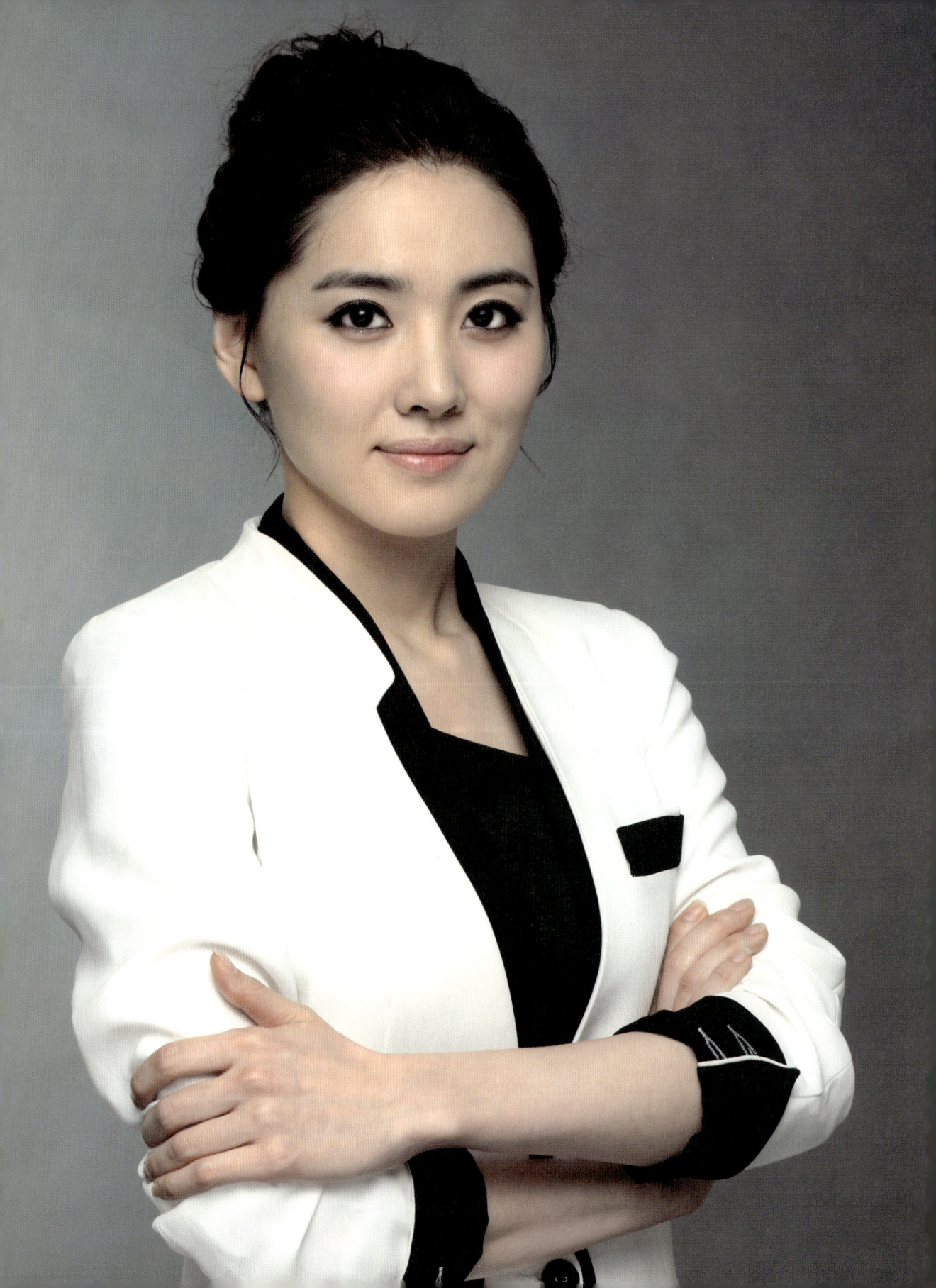

누구에게나
잘 어울리는
아나운서 메이크업

단정한 헤어와 옷차림, 바른 말 고운 말 쓰기의 생활화 등 아나운서로서 갖춰야 하는 덕목들이 때로는 그녀들의 개성을 반감시키기도 한다. 그래서 여자 아나운서들이 메이크업만큼은 욕심을 많이 내는 편이다.

아나운서 메이크업은 겉으로 보기엔 연예인 메이크업보다 연해 보이지만 사실은 그렇지 않다. 장시간 뜨거운 조명 아래 서 있으려면 베이스 메이크업부터 중무장해야 한다. 조명의 열기에 메이크업이 녹아 번들거리는 얼굴로 시청자들과 마주하지 않으려면 두세 배 더 두꺼운 메이크업을 해야만 하는 것이다. 포인트는 두꺼우면서도 두꺼워보이지 않는 것! 진하면서도 진해보이지 않는 것!

리퀴드파운데이션과 크림파운데이션을 1:1로 섞어서 바르고, 눈썹은 일자 갈매기 형태로 조금 도톰하게 그린다.

1 인조 속눈썹을 가닥가닥 잘라서 붙인다.

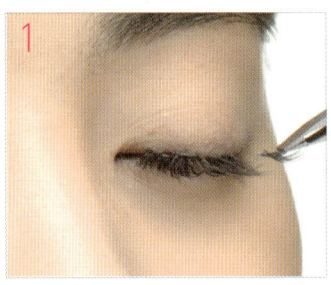
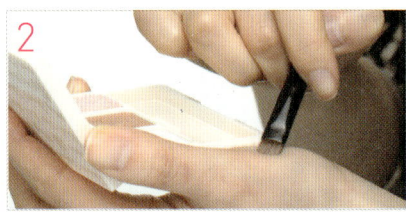

2 연한 살구빛 펄섀도를 아이홀까지 발라준다.

3 블랙 젤아이라이너로 눈 모양을 따라 아이라인을 그린 뒤 블랙 섀도를 덧바른다.

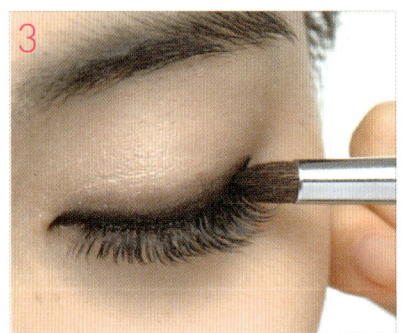

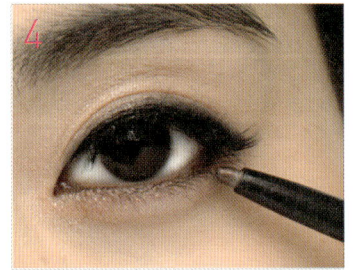

4 브라운 펜슬아이라이너로 언더라인을 그린 뒤 블랙 펜슬아이라이너로 덧그린다.

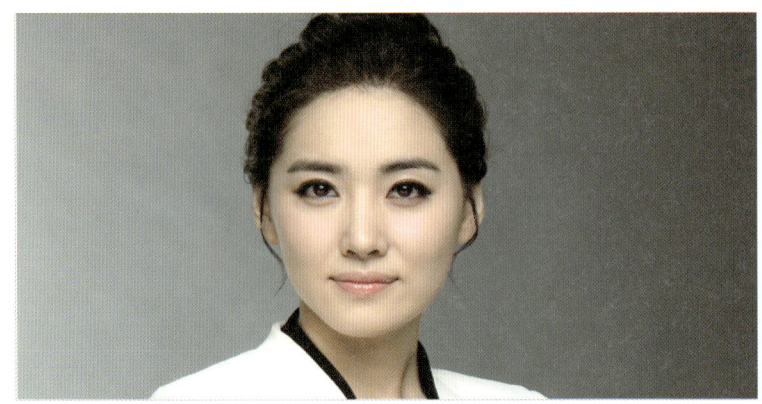

아나운서 메이크업은 인상이 또렷해 보이고 신뢰감을 줄 수 있어야 한다. 단아하고 지적인 매력은 밝은 피부에서 시작된다. 따라서 베이스는 깔끔하고 매트하게 하고, 눈썹과 아이라인을 살려 선명한 느낌을 주는 메이크업이 포인트다. 장시간 뜨거운 조명 아래에서 방송을 해야 하므로 두껍지 않으면서도 지속력을 높일 수 있도록 리퀴드파운데이션과 크림파운데이션을 1:1의 비율로 섞어 바른다. 또렷한 눈매 연출과 신뢰 가는 인상을 만들기 위해 눈썹은 일자갈매기 형태로 조금 도톰하게 그려준다. 젤아이라이너로 아이라인을 그린 뒤 블랙 섀도로 쌍꺼풀 라인을 채우듯 덧바른다. 언더라인은 펜슬아이라이너로만 그린다. 브라운과 블랙 펜슬아이라이너로 언더라인을 두 번 그려 눈매를 선명하게 만들어준다. 속눈썹을 마디별로 잘라 붙이고 뭉치지 않게 마스카라를 덧발라주면 더욱 풍성한 눈매를 연출할 수 있다. 둥글고 큰 브러시로 옆광대에서 사선으로 쓸어주듯이 셰이딩한다. 혈색을 주기 위해 연핑크와 오렌지 블러셔를 섞어 앞광대에 바르고, 티존과 눈 밑에 하이라이터를 발라 입체감 있는 얼굴로 마무리한다.

메이크업의 모든 과정이 들어갔지만 평소 외출할 때 시도해봐도 좋을 만큼 인위적인 느낌이 덜한 것이 바로 아나운서 메이크업이다.

아나운서 메이크업은 인상이 또렷해 보이고 신뢰감을 줄 수 있어야 한다. 단아하고 지적인 매력은 밝은 피부에서 시작된다.

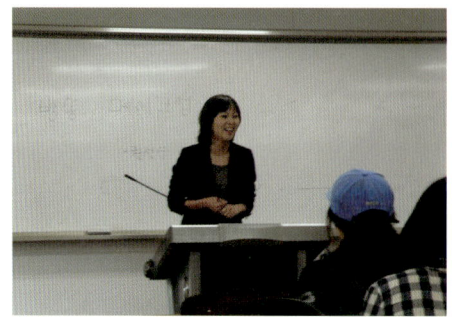
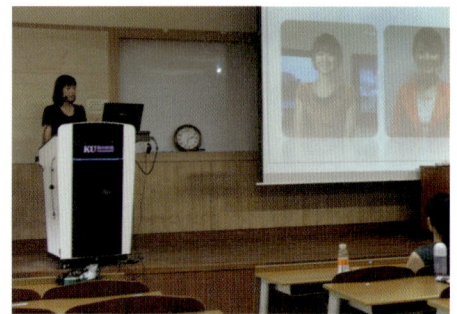
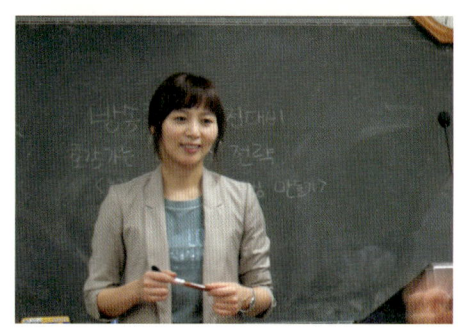

아나운서 채용 공고가 나면 '이미지 메이킹'을 주제로 한 강연 요청이 많이 들어온다. 대학교 홍보대사나 기업의 CEO들을 대상으로 하는 강연도 많다. 특히 여성의 경우 메이크업 하나로 이미지가 많이 좌우되기 때문에 자기 얼굴에 잘 어울리는 메이크업에 대한 공부가 필요하다. 메이크업과 함께 표정이나 애티튜드에 대한 연습도 빼놓을 수 없다. 예전에는 아나운서 준비생, 승무원, 쇼호스트 등 직업군에 따라 각각 다른 내용으로 강의를 했었는데 요즘은 그런 구분이 점점 무의미해지는 것 같다. 기본적으로 사람들에게 신뢰감을 주어야 하는 직업이기 때문에 단아하면서도 프로페셔널해 보이는 이미지로 만드는 것이 중요하다.

사실 내가 강의를 할 때 가장 강조하는 부분은 '첫눈에 호감 가는 이미지 연출법'이다. 우리는 누구나 자기만의 이미지를 가지고 있다. 그 이미지는 누군가를 처음 만났을 때 첫인상으

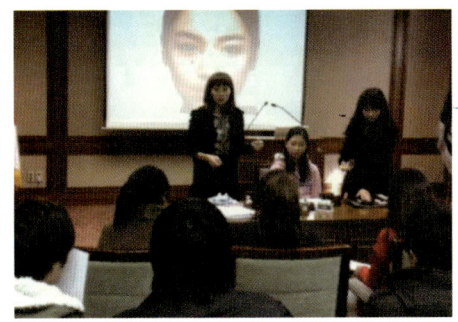
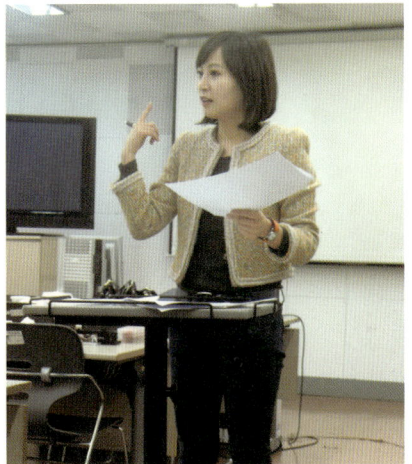

로 비춰진다. 사람들은 상대의 첫인상이 좋으면 다른 면도 좋을 것이라고 생각하고 첫인상이 나쁜 사람에게는 이유 없는 선입견을 갖기도 한다. 인상이 좋다는 것은 예쁘다는 것과는 다른 의미이다. 김수현이나 공효진처럼 호감 가는 인상의 배우들이 드라마나 광고에서 차지하는 비중이 높아지고 있다는 점을 살펴보면, 외적으로 완벽한 것보다 훈남훈녀 이미지의 배우들이 보다 폭 넓은 대중들의 사랑을 받는다는 것을 알 수 있다. 좋은 이미지는 다른 사람에게 자신을 어필할 수 있는 하나의 매력 포인트이다. 자신의 모습을 호감 가는 이미지로 만들기 위해 노력한다면 본인의 가치를 좀 더 높일 수 있을 것이다. 밝은 표정과 아름다운 미소, 너그럽고 상냥한 태도와 말투로 겉만 번드르르 하고 실속 없는 사람이 아닌, 내실과 외형을 모두 갖춘 진정 아름다운 사람이 되자.

내 인생의 터닝포인트

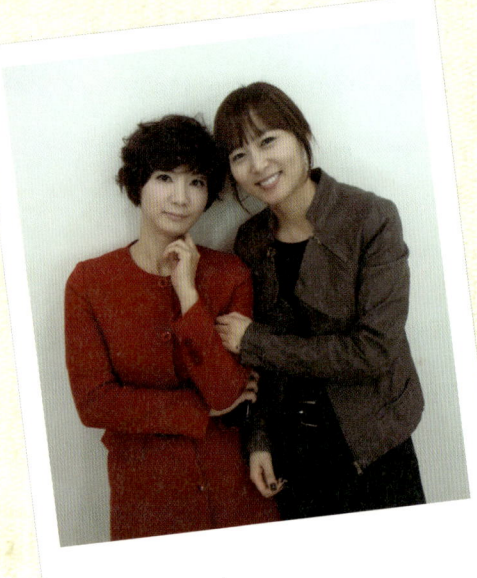

황정민 아나운서와의 만남은 십 년 전으로 거슬러 올라간다. 일과를 마치고 집에 돌아와서 TV를 켰는데 황정민 아나운서가 진행하는 『KBS 뉴스투데이』가 방송되고 있었다. 화면 속 황정민 아나운서는 밝은 오렌지 컬러의 브릿지를 하고 뉴스를 진행 중이었다. 당시 그런 스타일이 유행이어서 거리에서는 흔히 볼 수 있었지만, 아나운서가 그럴 줄은 상상도 못했던 일이다. 나뿐만 아니라 시청자들에게도 상당한 충격이 아니었을까? 하지만 정작 본인은 아무렇지 않게 멘트를 이어갔다. 누구의 눈치도 보지 않고 당당하기만 한 그녀의 모습은 정말 멋있었다. 나는 그때부터 황정민 아나운서의 팬이 되었다. 하루는 평소 친하게 지내던 카메라 감독님의 소개로 황정민 아나운서의 메이크업을 하게 되었는데 그 어떤 유명 연예인을 만난 것보다 그녀가 더 신기하고 반가웠다.

"메이크업 잘 하신단 얘기 많이 들었어요. 앞으로 제 얼굴도 잘 부탁드려요!"

뉴스에서 보던 상큼발랄한 이미지 그대로 밝게 웃으며 그녀는 내게 먼저 인사를 건넸다. 웬만한 연예인보다 더 바쁜 스케줄을 소화하고 있던 그녀였기에 나는 바로 메이크업을 시작했다. 십 년 전만 해도 아나운서 메이크업이라 하면 고정된 기법이 있었다. 두꺼운 베이스에 진한 브라운 섀도, 오렌지색 립스틱에 과장된 립라인, 거기다가 뮤지컬 배우들도 울고 갈 엄청난 양의 어두운 볼터치. 그래서 대부분의 아나운서들은 실제보다 훨씬 나이가 많아 보였다. 그때 나는 연예인들의 메이크업을 주로 담당했기 때문에 연예인 메이크업에는 자신이 있었지만 아나운서 메이크업은 처음이라 선배들이 하던 대로 메이크업을 하려고 했었다. 그런데 갑자기 황정민 아나운서가 나에게 한 가지 제안을 하는 것이었다.

"제가 좀 독특한 걸 좋아해서요. 다른 아나운서들이랑은 좀 다르게 해주세요."

그 말을 듣는 순간 나는 너무 당황스러웠다. 혼자 이리저리 궁리하던 나는 전에 해본 적 없던 전혀 색다른 메이크업을 감행했다. 당시의 트렌드에서 과감하게 벗어난, 연예인 메이크업과 아나운서 메이크업의 콜라보레이션! 새로운 트렌드의 '내추럴 세미스모키 메이크업'은 그렇게 탄생했다. 화려한 색조 대신 라인만 강조하는, 절제된 세미스모키 아나운서 메이크업. 다행히 황정민 아나운서도 무척 마음에 들어 했다. 그날은 두 개의 프로그램을 연달아 녹화하는 날이었는데 색조를 많이 쓰지 않아 메이크업을 수정하는 시간도 오래 걸리지 않았다. 그 뒤부터 황정민 아나운서는 기회가 있을 때마다 나에게 메이크업을 요청했다. 나는 점점 더 아나운서 메이크업에 관심을 갖게 되었고, 방송용이지만 과장되지 않은 내추럴한 메이크업 스타일을 연구하며 나만의 아나운서 메이크업 스타일을 완성해갔다. 마치 새로운 세상에 눈을 뜬 기분이랄까. 그전까지만 해도 연예인 위주로 메이크업을 하다 보니 화려함을 표현하는 데 비중을 많이 두었었다. 그런데 아나운서 메이크업은 뭔가 달랐다. 똑같은 방식으로 어떤 사람에게 메이크업을 해도 자연스러움과 단아함, 그리고 스타일리시함이 동시에 표현되었다.

우리는 얼마 지나지 않아 서로의 속내를 털어놓을 만큼 친해졌다. 덕분에 나는 정민 언니를 시작으로 아나운서 메이크업이라는 새로운 트렌드를 만들게 되었고 박지윤, 윤수영, 엄지인, 이지애 아나운서 등 많은 후배 아나운서들의 메이크업을 담당하게 되었다. 그리고 고맙게도 그 인연이 계속 이어져 현재는 방송 3사 30여 명의 아나운서들의 메이크업을 도맡아 하고 있다. 정민 언니가 아니었다면 이렇게 예쁘고 착한 동생들을 만날 수 있었을까. 내가 아나운서 메이크업을 시작하게 만들어준, 그래서 내 메이크업 인생의 터닝포인트를 마련해준 정민 언니에게 진심으로 감사드린다.

어느새 인생의 동반자가 된
예쁜 내 동생

'명품 아나운서 뒤에 숨은 조력자'라는 제목으로 이지애 아나운서와 함께 잡지 인터뷰를 한 적이 있었다. 지애를 인터뷰 하려다가 친자매처럼 사이가 좋아 보인다며 포커스를 우리 두 사람에게 맞춘 것이다. 사실 조금 낯부끄럽기도 했다. '조력자'는 말 그대로 '도와주는 사람' 인데 내가 지애를 도와준 게 뭐가 있나 하는 생각이 들었기 때문이다. 지금도 나는 수많은 아나운서의 메이크업을 담당하고 있지만 언젠가부터 지애는 나에게 한 명의 아나운서가 아니라 가족 같은 사람이 되어버렸다.

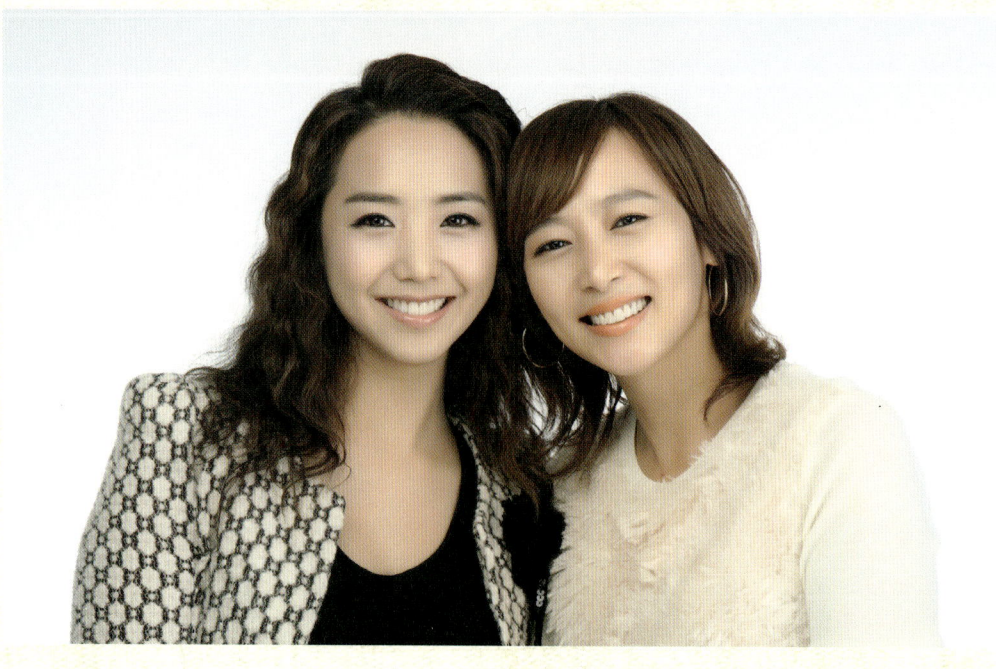

지애가 아나운서 시험을 보던 날에도, 합격 소식을 듣던 날에도, 심지어 결혼식을 올리던 순간에도 우린 늘 함께였다. 2004년에 처음 만나 지금까지 이어져온 인연의 끈은 아마도 평생 우리 둘을 묶어 놓을 것 같다.

"아나운서 시험을 준비하면서 언니를 알게 됐어요. 지인의 소개로 찾아갔는데 처음부터 저를 좋게 봐주셨어요. 아무것도 모르는 저를 외면뿐만 아니라 내면까지 아름답게 가꿔주셨고요. '너는 반드시 아나운서가 될 거야'라며 늘 응원해주셨지요. 누군가 제 일을 자신의 일처럼 여기며 온 마음을 다해 도와준다는 게 정말 감동이었어요. 의리와 마음이 정말 아름다운 분이세요. 이제 제게는 친언니만큼 소중한 사람이 됐어요."

-이지애 아나운서, 《레이디경향》 인터뷰 중

재능기부로 얻게 되는
커다란 즐거움

언젠가부터 기부를 하거나 봉사활동을 하는 사람들이 많아졌다. 기부천사로 불리는 가수 김장훈 씨, 독거노인이나 고아원을 찾아가 봉사활동을 하는 연예인들. 적은 금액이나마 어려운 이웃을 위해 기부하고, 주기적으로 봉사활동을 다니는 사람들이 늘어난 것은 이들의 영향이 적지 않을 것이다. 경제는 점점 어려워지고 인심은 갈수록 메말라 간다지만 이러한 사람들이 있어 아직은 살만한 세상이라고 말할 수 있는 게 아닐까? 나 역시 여러 번 지인

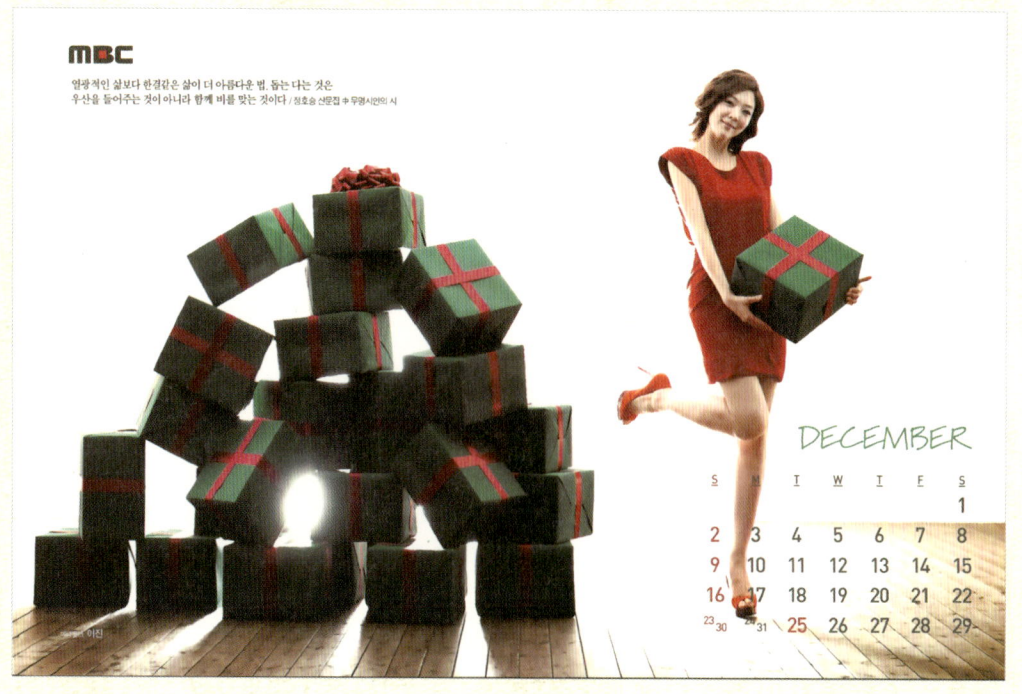

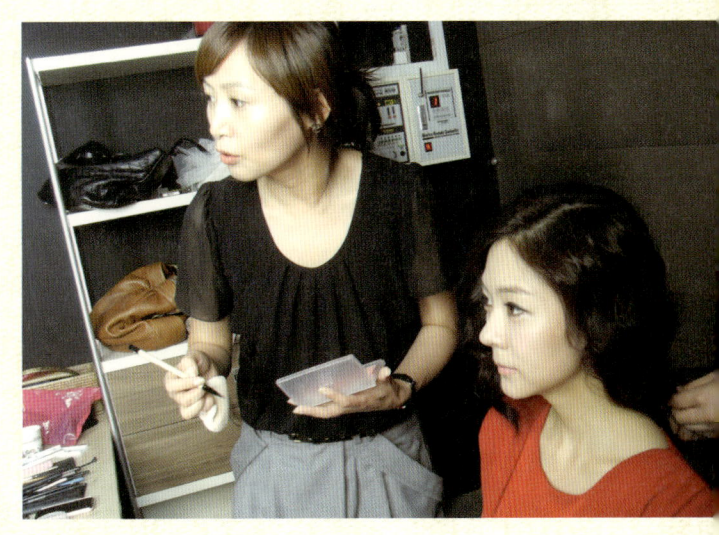

들과 함께하는 봉사활동을 계획했었다. 그런데 매번 급작스러운 스케줄이 생겨서 갈 수 없는 상황이 계속됐다. 고객의 스케줄에 따라 움직여야 하는 직업의 특성상 마음 편히 봉사활동도 할 수 없다고 생각하니 그저 속상하기만 했다. 그런 나에게 좋은 기회가 찾아왔다. 매년 MBC에서 아나운서들을 모델로 삼아 만드는 달력이 있는데 아나운서들의 메이크업을 해줄 수 있겠냐는 요청을 받은 것이다. 달력 판매 수익금 전액이 쪽방촌 독거노인들을 위해 쓰인다는 말에 나는 그 자리에서 바로 하겠다고 했다. 일명 '재능기부'라는 걸 하기로 한 것이다. 쉬는 날도 반납하고 이틀을 꼬박 아나운서들의 촬영에 매달렸지만 작업하는 내내 내 마음은 즐겁기만 했다. 연말이 되어 완성된 달력을 건네받았을 때의 뿌듯함이란 이루 말로 다 표현할 수가 없다. 모델로 참여한 아나운서들 역시 나와 같은 마음이었을 것이다. 2012년 한 해는 정말 좋은 일만 생기실 거라는 덕담과 함께 주변 사람들에게 달력을 선물했다.

기회가 생긴다면 앞으로도 이런 재능기부를 많이 할 생각이다. 돈으로 기부하거나 직접 찾아가서 봉사활동을 하는 것이 여의치 않은 사람이라면 이런 재능기부를 통해 함께 즐거움을 나누었으면 좋겠다.

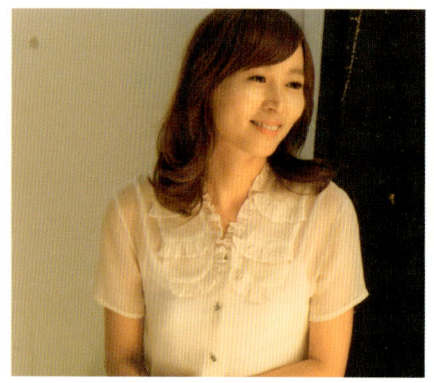
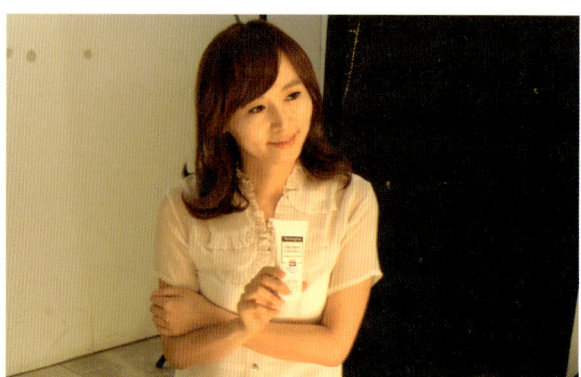
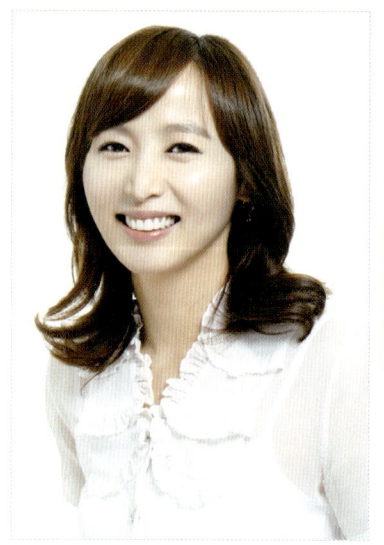
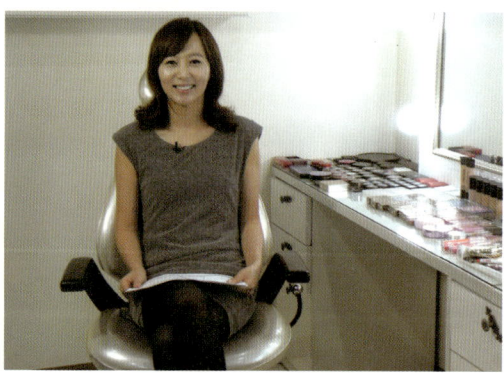

어시스트로 일할 때는 잡지나 광고 촬영에 동원되는 경우가 많았다. 한 컷의 사진을 위해, 임팩트 있는 한 장면을 위해 몇 시간이고 메이크업을 계속 수정해야 했던 그때는 잡지 한 귀퉁이에 내 이름이 실리기만 해도 정말 좋겠다고 생각했었다. 그렇게 몇 년이 흘러서 이제는 모든 촬영에 '메이크업 아티스트 권선영'이 실리게 되었고, 간혹 내가 광고를 찍는 모델이

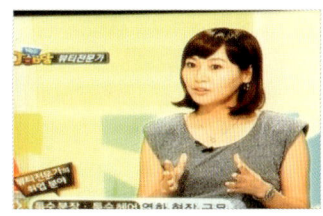
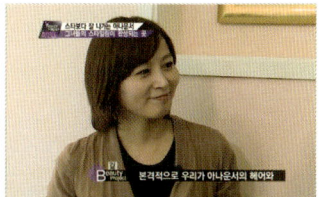
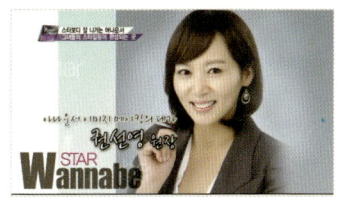
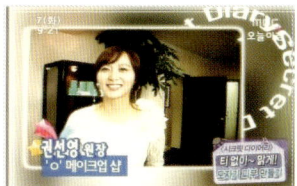
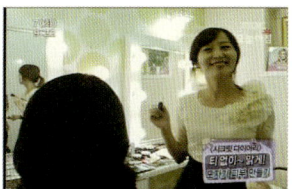

되거나 방송 출연 요청을 받기도 한다. 그럴 때면, 이제껏 한눈팔지 않고 여기까지 달려온 내 열정과 경력을 인정해주는구나 싶어 참 행복하고 뿌듯하다. 메이크업이 나에게 가져다 준 또 하나의 선물이다.

나, 메이크업 아티스트

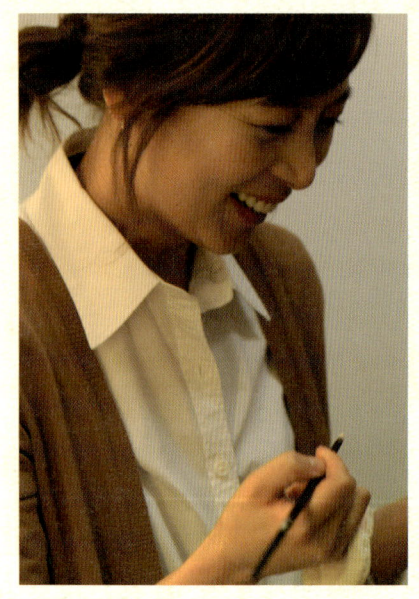

잡지 인터뷰 중에 기자님이 이런 질문을 했다.
"원장님은 다시 태어나면 무슨 일을 하고 싶으세요?"
"전, 그때도 메이크업 아티스트요."
내 대답이 자기 예상과 너무 달랐는지 '에? 설마요!' 하는 의심의 눈길을 보내던 기자님이 이유를 물었다.
"사람들 얼굴을 예쁘게 만들어주면서 돈도 벌잖아요. 이렇게 좋은 직업이 또 어디 있겠어요!"
그분은 여전히 공감할 수 없다는 표정을 지었다. 그럴 만도 하다. 주말도 없고, 새벽별 보고 출근해서 저녁별 보며 퇴근하는 이 직업이 대체 왜 좋은지 쉽사리 이해하기 어려울 것이다. 하지만 진심이다. 나는 내 일을 좋아한다. 메이크업 아티스트라는 이 직업을 진심으로 사랑한다. 지금껏 살아오면서 가장 잘한 일 하나를 꼽으라면 메이크업 아티스트가 된 것이다. 사실 어릴 때부터 키워 온 나의 장래희망은 가정 선생님이었다. 그 꿈은 내가 대학에 들어갈 때까지 단 한 번도 바뀐 적이 없었다. 그런 내가 메이크업에 눈을 뜨게 되었다. 조금의 터치로 얼굴이 작아지고 눈이 커지는 마법 같은 경험을 하게 된 것이다. 나는 진짜 내가 가야 할 길이 무엇인지 깨달았다. 메이크업 아티스트를 향한 나의 사랑은 그때부터 시작됐고 15년이 지난 지금까지도 여전히 뜨겁다.

처음 이 일을 시작했을 때 내 월급은 20만 원이었다. 유명한 메이크업 아티스트를 찾아가 차비만 주셔도 상관없으니 써주기만 하라고 했다. 처음부터 제대로 일을 배워야겠다는 생각에서 내린 결정이었지만 지방에서 올라와 그 월급으로 생활하기란 녹록지 않은 일이었다. 그때의 나를 버티게 해준 힘은 '즐거운 상상'이었다. 잡지에 내 이름이 실리는 상상. TV에 나와 인터뷰를 하는 상상. 가장 많이 했던 즐거운 상상은 10년 뒤에 내가 대한민국을 대표하는 메이크업 아티스트가 되어 있을 거라는 것! 아직 갈 길은 멀었지만 이런 상상의 힘이 없었다면 지금의 나도 없지 않았을까 하는 생각이 든다.

메이크업 아티스트는 육체적으로 굉장히 힘든 직업이다. 늘 서 있거나 몸을 구부린 채 몇 시간씩 작업을 해야 하고, 제때 밥을 챙겨 먹을 수도 없으며 김밥이나 수십 잔의 커피로만 대신할 때도 많다. 야외 촬영이 잡히면 상황은 더욱 힘들어진다. 촬영장에 메이크업 아티스트를 위한 공간은 없다. 밤샘 촬영으로 이어지면 추위에 떨며 뜬눈으로 밤을 지새우는 일도 부지기수다. 이런 근무 조건 때문에 원대한 꿈을 안고 샵에 들어왔다가 몇 달 못 버티고 포기하는 친구들이 많다. '강한 자가 오래 살아남는 것이 아니라 오래 살아남는 자가 강한 것'이라는 말에 절대적으로 공감한다. 살인적인 스케줄이 익숙해지는 데에는 분명 어느 정도의 시간이 필요하지만 그 고비를 넘어서면 메이크업 아티스트로서의 자부심과 희열 또한 분명 느낄 수 있다. 메이크업 아티스트를 꿈꾸는 친구들이 나에게 많이 하는 질문이 그림을 잘 그려야 하나요, 반드시 관련학과를 졸업해야 하나요, 이 두 가지인데 그림을 못 그려도, 공대를 나와도 상관없다. 같은 일을 수천 번 반복해도 지치지 않는 인내와 끈기가 무엇보다 필요하다.

최고보다 최선을. 내가 가장 좋아하고 실천하고자 하는 말이다. 나는 그 누구도 경쟁자로 생각하지 않는다. 모두 자기 자리에서 최선을 다하고 있고 그들의 모든 노력을 존경한다. 메이크업 아티스트가 점점 더 많아져서 우리로 인해 메이크업에 관심을 갖는 사람들도 많아졌으면 좋겠다. 내 직업이 메이크업 아티스트이기 때문에 메이크업을 권장하는 것은 아니다. 어쩌면 메이크업은 외모의 결점을 커버하는 하나의 방법에 불과하겠지만, 메이크업으로 인해 잃었던 자신감을 되찾을 수 있다면 그것이 작은 계기가 되어 인생의 많은 부분에 긍정적인 에너지를 가져다줄 거라 확신한다.

나는 다시 태어나도 메이크업 아티스트가 될 것이다. 나에게, 다른 사람들에게, 아름다움과 자신감을 선물할 수 있는 정말 매력적인 일이다. 오늘도 나는 세상에서 가장 행복한 메이크업 아티스트이다.

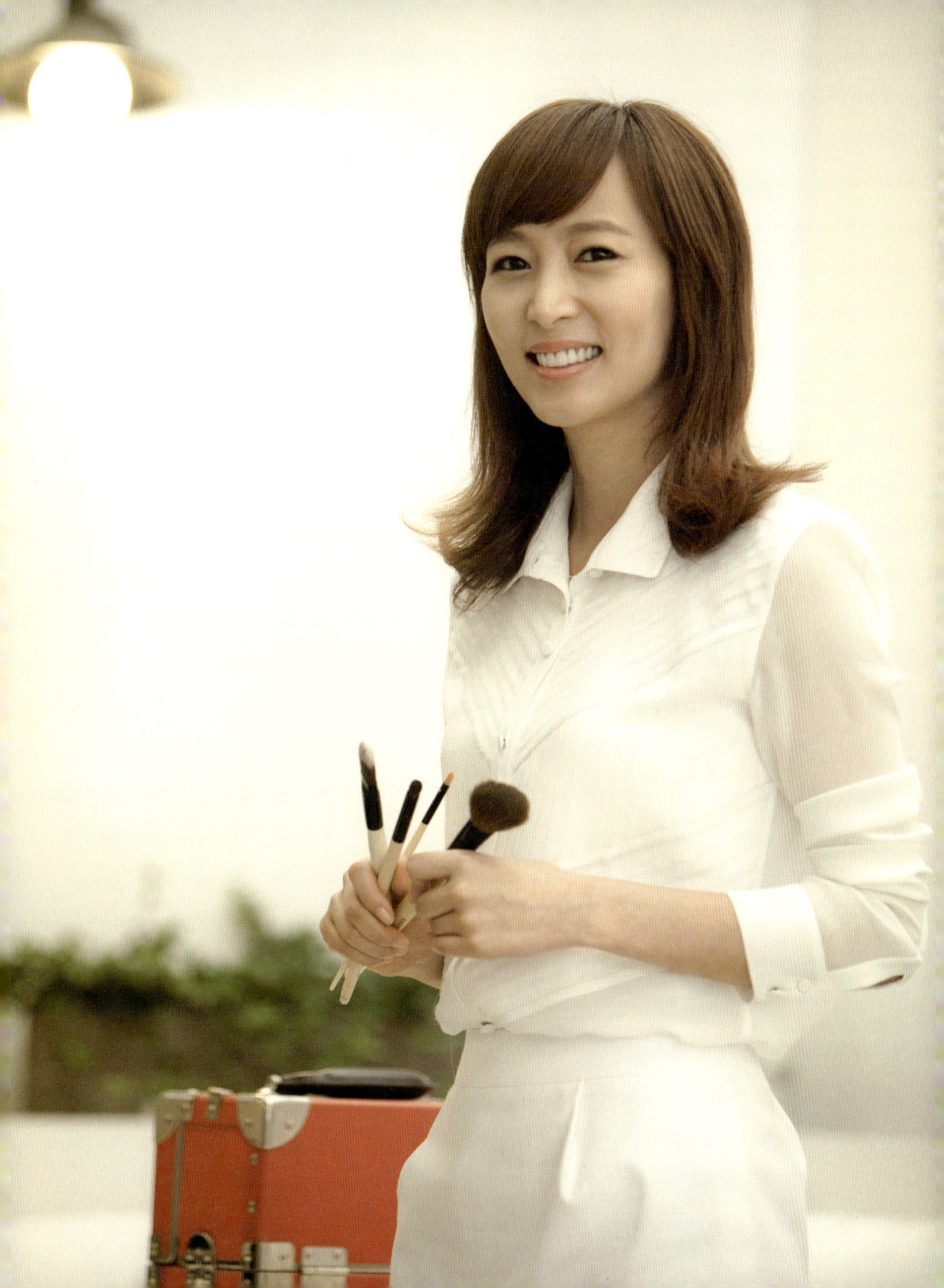

SNS Q&A Best 15

트위터, 페이스북 등을 통해 받은 메이크업 관련 질문 중 가장 많았던 질문 열다섯 가지!

Q 아이라인 초보인데 그리기가 너무 어려워요. 깔끔하게 그릴 수 있는 방법을 알려주세요.

A 아이라인 그리기에 한두 번 실패하다보면 자신감이 사라져서 아예 아이라인을 생략해버리는 경우가 많죠. 하지만 아이라인 없이는 드라마틱한 눈매를 기대하기 힘들어요. 우선 가장 그리기 쉽고 지우기도 간편한 펜슬타입으로 시작해보세요. 한 번에 끝까지 그리려고 하지 말고 3단계로 나눠서 그려줍니다. 1단계는 눈꼬리에서 가운데까지, 2단계는 눈 앞머리에서 가운데까지, 3단계는 눈을 살짝 뜬 상태에서 눈꼬리를 길게 빼서 그려주세요. 이렇게 3단계로 끊어서 그리면 좀 더 깔끔한 아이라인이 완성됩니다.

Q 갈색 다크서클이 심한데 컨실러를 써도 커버가 잘 안 돼요.

A 다크서클은 파운데이션을 두껍게 바르거나 컨실러를 많이 바른다고 해서 가려지진 않아요. 텍스처가 묽은 컨실러를 바른 뒤 화이트 펄하이라이터를 덧발라주면 착시현상이 생겨서 눈에 잘 띄지 않아요. 메이크업으로 가리려고 할수록 화장만 더 두꺼워지고 들뜬다는 점 잊지 마세요!

Q 눈 화장도 최선을 다해서 하고 볼터치에 하이라이터까지 했는데 메이크업만 두꺼워 보여요. 메이크업을 할 때는 어디에 포인트를 주는 게 좋은가요?

A 메이크업을 할 때 두 곳 이상 포인트를 주게 되면 자칫 나이 들어 보일 수 있어요. 사람을 볼 때 가장 먼저 보게 되는 곳이 눈이니까 아이 메이크업에 포인트를 주는 메이크업을 추천합니다.

Q 발그레한 볼을 갖고 싶어서 블러셔를 했는데 촌스러워 보여요. 볼터치 자연스럽게 잘하는 노하우를 알려주세요.

A 미세한 펄감이 느껴지는 딸기우유빛 핑크 블러셔를 볼 중앙에 원을 그리듯 쓸어주세요. 색깔이 잘 안 난다고 처음부터 많이 바르지 말고 소량씩 여러 번 바른 뒤 거울을 보며 발색 정도를 살펴보는 게 좋아요.

Q 피부결은 좋은 편인데 잡티가 좀 있어요. 그래서 파운데이션을 바른 뒤에 트윈케익을 하는데 가을이 되면 너무 건조해져요. 커버력도 있으면서 윤기 나는 화장법은 없나요?

A 트윈케익은 파운데이션과 파우더를 합한 제품이에요. 커버력은 좋지만 한 번만 발라도 메이크업이 굉장히 두꺼워 보이죠. 이럴 때는 리퀴드파운데이션을 바른 뒤 잡티 부분에만 크림 파운데이션이나 스틱컨실러를 덧발라주면 잡티도 커버되고 촉촉함도 유지할 수 있어요.

Q 입술이 잘 터요. 립밤을 발라도 그때뿐이에요. 효과적인 입술 각질 관리법을 알려주세요.

A 각질이 심한 입술이라면 립밤만으로는 관리하는 데 한계가 있어요. 무엇보다 각질을 손으로 뜯지 않는 것이 중요합니다. 잘 때 고농축 아이크림을 입술에 발라보세요. 완전 효과 만점이에요! 낮에는 끈적임이 강한 투명 립글로스를 발라주세요. 특히 습관적으로 입술에 침을 바르는 분, 입술이 건조한 분들은 수시로 투명 립글로스를 바르세요. 나쁜 습관도 없애고 입술 수분이 빼앗기는 것도 막을 수 있어요.

Q 환절기 때는 피부 스케일링을 해도 자꾸 각질이 올라와서 파운데이션이 들떠요. 어떻게 피부 메이크업을 하는 게 좋을까요?

A 스케일링을 너무 자주 하면 오히려 피부가 더 건조해질 수 있어요. 각질을 제거하지 말고 수분팩이나 수분크림으로 보습을 충분히 해주면 오히려 자연스럽게 각질이 떨어져 나간답니다. 그리고 피부 메이크업을 할 때는 수분크림과 리퀴드파운데이션을 1:2의 비율로 믹스해서 써보세요. 이때 파우더는 생략하거나 티존에만 살짝 발라줍니다.

Q 격식 있는 자리라 메이크업을 하고 가야 하는데 눈이 심하게 짝눈이라 아이라인으로도 잘 커버가 안 돼요. 평소 메이크업을 잘 안 하는 편이라 아이라인을 잘 그릴 자신도 없어요. 짝눈이 티나지 않게 아이메이크업을 하려면 어떻게 해야 하나요?

A 작은 눈 부분에만 3일 전부터 쌍꺼풀테이프를 얇게 잘라 붙여 아주 얇은 속쌍꺼풀을 만들어주세요. 쌍꺼풀테이프의 두께는 다른 쪽 눈과 비슷하게 맞춰주세요. 오히려 조금 작아도 상관없어요. 절대 욕심내시면 안 돼요. 중요한 식사자리에서 쌍꺼풀이 풀리면 큰일이니까요!

Q 갑자기 피부에 트러블이 많이 생겨서 당분간은 화장을 안 하려고 했는데 부득이하게 화장을 해야 할 땐 어떻게 해야 하나요?

A 더 이상 모공이 막히지 않게 크림타입보다는 리퀴드타입의 파운데이션을 발라주세요. 유분감이 적은 오일프리 제품을 사용하는 것도 중요해요. 그리고 갑자기 트러블이 올라왔을 때는 꼭 병원에 가서 원인을 먼저 찾으세요. 피부 문제가 아니라 건강에 문제가 생긴 것일지도 모르니까요.

Q 인조 속눈썹을 붙일 때 사용한 풀이 클렌징 후에도 남아 있는 경우가 많아요. 깔끔하게 뗄 수 있는 방법을 알려주세요.

A 면봉에 아이리무버를 묻힌 뒤 조금씩 비벼서 떼어냅니다. 손으로 억지로 뜯으면 아까운 속눈썹이 뽑힐 우려가 있어요. 요즘에는 아이리무버가 묻혀져서 나오는 면봉도 많으니 손쉽게 사용해보세요. 세수하고 난 뒤에도 풀이 남아 있을 땐 유분기가 많은 로션을 면봉에 묻혀 살살 떼어내면 아주 깨끗해져요.

Q 티존과 입술 아래 턱 부분에만 유분이 많이 생기는 부분 지성피부입니다. 일주일에 한두 번씩 면봉으로 피지를 짜는데요. 피지량이 점점 많아지는 것 같아요. 짜는 것 말고 다른 방법은 없을까요?

A 피지를 짜게 되면 덧나서 여드름처럼 커지거나 곪을 수 있고 모공도 점점 넓어져요. 아무리 소독을 잘하더라도 피부에 압력을 가해서 짜내게 되면 주변 피부들도 상하기 마련이구요. 피지 제거용 제품을 사용해서 녹여서 없애는 것이 가장 좋아요. 요즘은 바름과 동시에 열이 올라와 블랙헤드와 피지를 녹여주는 기특한 제품들이 많이 있답니다.

Q 피부가 까만 편인데 연핑크색 블러셔를 사용해도 괜찮을까요? 저도 입체적이고 작은 얼굴로 보이고 싶어요!

A 피부가 까만 분들은 베이지나 누드톤의 핑크가 잘 어울려요. 여기서 중요한건 절대 컬러감이 튀면 안 된다는 것. 은은함을 주는 것이 포인트예요.

Q 파운데이션을 바를 때 브러시를 사용하는 것이 좋다고 해서 매일 쓰고 있어요. 자주는 못하지만 일주일에 한 번 정도는 세척해서 써야 할 것 같은데 어떻게 씻어야 하나요?

A 파운데이션 브러시 세척제를 따로 판매합니다. 가격도 그리 비싸지 않아요. 세척은 정말 자주 해주셔야 해요. 브러시에 세균이 번식하면 얼굴에 트러블이 생긴답니다. 그리고 브러시를 세척하는 것만큼 중요한 것이 또 있어요. 원래 모양 그대로 유지시켜서 건조하는 것이죠. 한번 모양이 휘어지면 다시 세척할 때까지 안 돌아온답니다.

Q 화장품을 바르고 손으로 톡톡 두드려주는데 그게 제대로 흡수되는 게 맞나요?

A 손으로 두드려주는 건 흡수하는 데 분명히 도움이 됩니다. 하지만 손바닥 전체를 사용해서 두드리면 손바닥에 흡수되는 게 더 많아요. 검지, 중지, 약지를 모아서 톡톡 두드려주세요. 대부분의 화장품은 차갑게 해서 써야 하지만, 제품에 따라 손의 열기로 따뜻하게 만들어야 흡수가 더 잘되는 제품들도 있어요. 화장품을 사용하기 전에 설명서를 꼼꼼하게 읽어보고 사용하는 것이 좋습니다.

Q 눈 언더에는 마스카라를 어떻게 해야 하는지 모르겠어요. 마스카라를 바르고 뷰러로 집어 올릴 때 너무 무서워요!

A 일반 마스카라보다 빗이 얇고 작은 마스카라로 한 가닥씩 세워서 발라주면 뷰러를 한 것 같은 효과가 있어요. 눈 가운데쪽 속눈썹에 마스카라를 덧바르면 눈이 더욱 초롱초롱해 보여요.

트위터 http://twitter.com/face820820
블로그 http://blog.naver.com/face820
미니홈피 http://www.cyworld.com/face820820
페이스북 http://www.facebook.com/100002014621355.

도움주신 분들

모델 이현수 | 포토그래퍼 KT KIM | 모델 의상 마리앤코 | 스타일리스트 강수지

그외 올제스튜디오, 씨엘스튜디오를 비롯한 책의 출간을 도와주신 모든 분들께 감사드립니다.

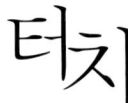

초판 1쇄 인쇄 2012년 8월 24일
초판 1쇄 발행 2012년 8월 31일

지은이 | 권선영
발행인 | 정상우
주간 | 김영훈
기획편집 | 이민정
마케팅 · 관리 | 현석호, 김정숙

발행처 | 오픈하우스 @openhousebooks
출판등록 | 2007년 11월 29일 (제13-237호)
주소 | 서울시 마포구 서교동 465-18 (121-842)
전화 | 02-333-3705 팩스 | 02-333-3745
홈페이지 | www.openhousebooks.com

ISBN 978-89-93824-71-1 (13590)

* 잘못된 책은 구입처에서 바꾸어 드립니다.
* 값은 뒤표지에 있습니다.
* 저자와의 협의에 의해 인지를 붙이지 않습니다.